mes trucs & astuces

BEAUTÉ

Mes trucs & astuces beauté
est une publication de Sélection du Reader's Digest

Équipe éditoriale de Sélection du Reader's Digest
Directeur artistique : Didier Pavois
Responsable éditoriale : Anne Grégoire
Lecture-correction : Béatrice Argentier

Nous remercions tous ceux qui ont collaboré à cet ouvrage

Réalisation : Copyright
Coordination éditoriale : Audrey Busson
Création graphique : Jean-Louis Massardier
Mise en pages : Richard Bitteur
Illustrations : Sandra Desmazières

PREMIÈRE ÉDITION
Premier tirage

Pour nous communiquer vos suggestions ou remarques
sur ce livre, utilisez notre adresse e-mail :
editolivre@readersdigest.tm.fr

ISBN : 978-2-7098-2233-6

mes trucs & astuces

BEAUTÉ

Sélection
READER'S DIGEST

Sommaire

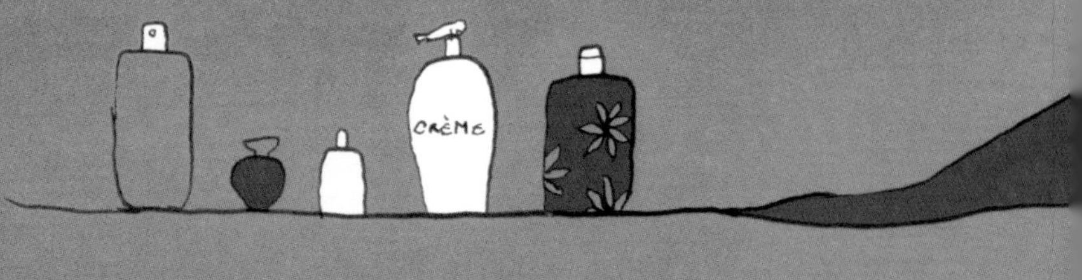

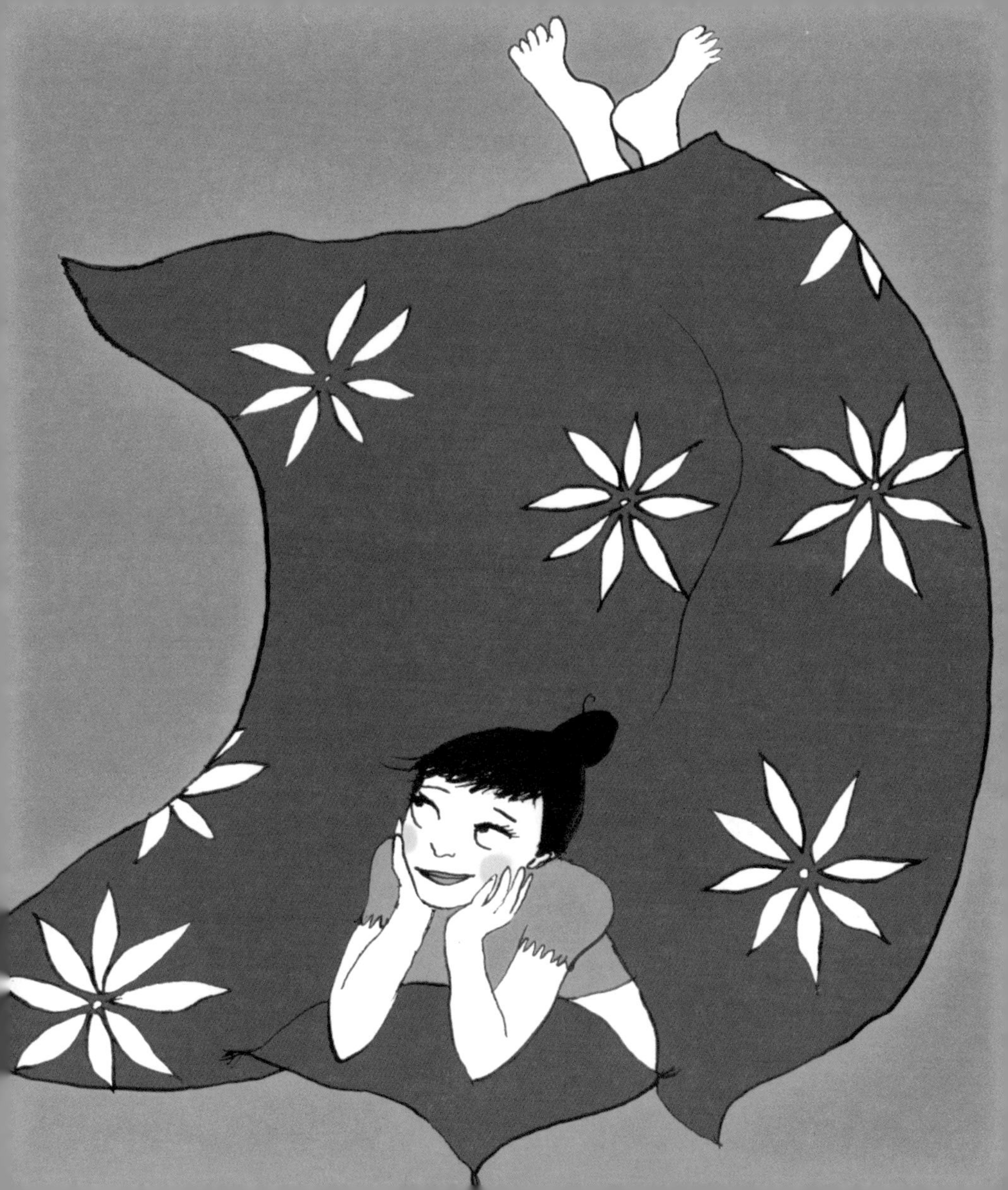

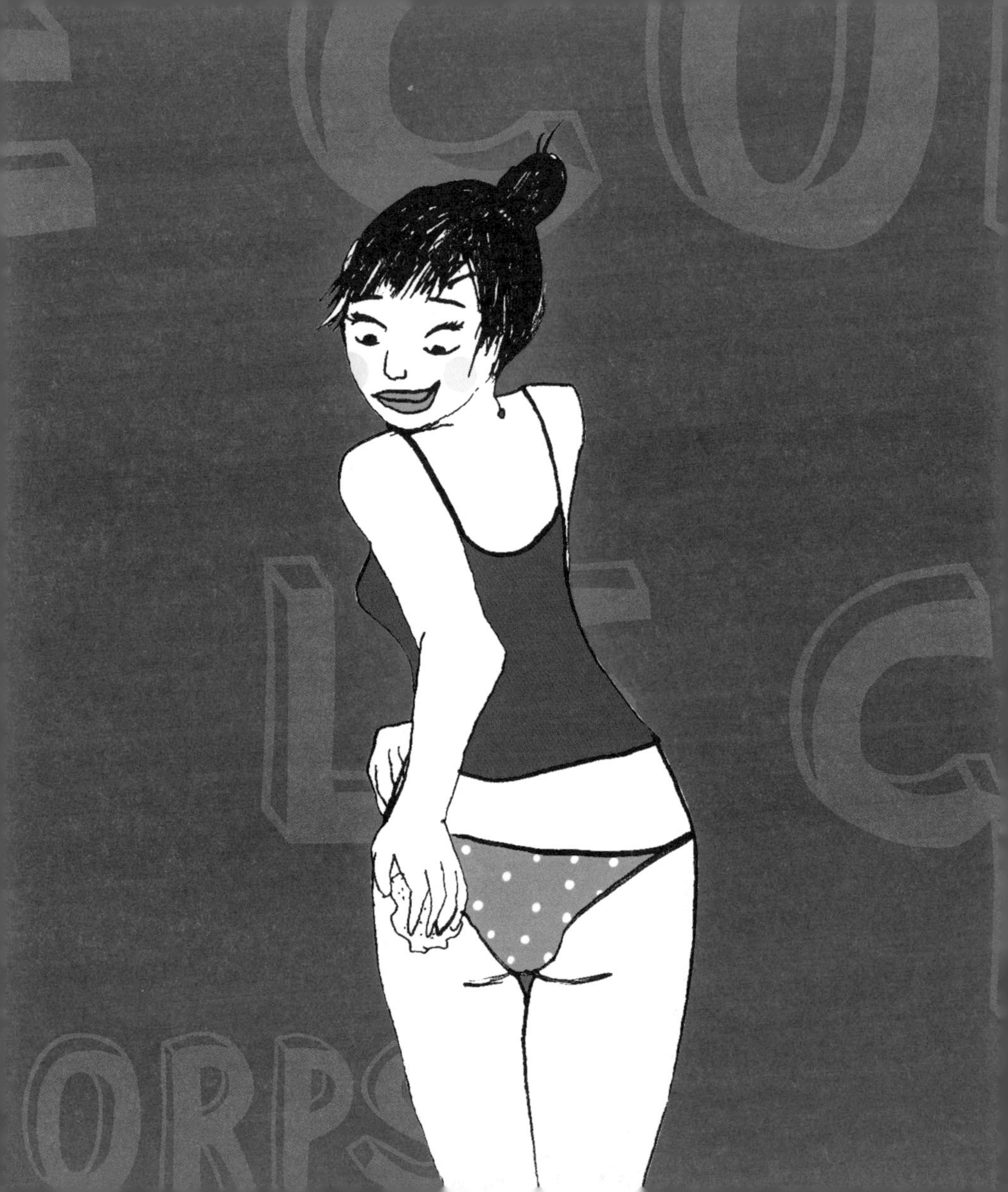

LE CORPS

TRANSPIRATION

La romaine comme déodorant

Écrasez une feuille de romaine afin d'en extraire des gouttes de suc, passez-vous ce liquide sous les aisselles et laissez sécher.

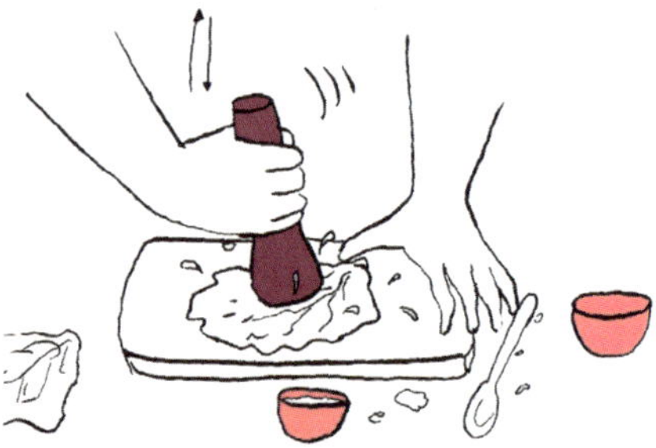

Un bon déodorant

Après le bain ou la douche, tamponnez-vous les aisselles de bicarbonate de soude. Il adhérera à la peau encore humide. Si vous ne trouvez pas cela assez doux, mélangez le bicarbonate avec de la Maïzena.

Lutter contre la transpiration

Le talc *est un excellent produit pour adoucir la peau et absorber les excès de transpiration. Appliquez-le après la toilette du matin avec une grosse houppette ou un morceau de coton.*

Faites bouillir *dans 50 cl d'eau un mélange de 25 g de prêle, 25 g de sauge, 30 g d'orties et 30 g de valériane pendant 30 min. Versez cette solution dans votre bain, cela limitera la transpiration.*

Pour lutter *contre la transpiration, préparez un mélange à parts égales de poudre de sauge, de talc officinal et de poudre de lycopode (en vente en herboristerie et en pharmacie), à utiliser localement.*

Appliqué sur l'épiderme *encore mouillé, l'alun est un moyen naturel très efficace pour freiner la transpiration. Il doit ses propriétés astringentes à ses composants, les sulfates d'aluminium et de potassium, qui resserrent les pores de la peau et diminuent les sécrétions.*

HYDRATATION

Peau qui se fendille

Si la peau de vos coudes se fendille ou pèle, passez-la au gant de crin puis hydratez largement avec votre lotion pour le corps.

Lotion hydratante pour le corps

Pour préparer 25 cl de lotion, mettez 2 cuillerées à café d'un mélange de 10 g de feuilles d'anis, 10 g de feuilles de mauve, 10 g de feuilles de tilleul et 10 g de fleurs de lavande dans 25 cl d'eau. Laissez infuser pendant 15 min et filtrez. Cette lotion va réhydrater et adoucir votre peau. Vous pouvez la conserver pendant 1 semaine au frais.

BRONZAGE

Combien de temps protège une crème solaire ?

Pour juger de l'efficacité des produits solaires, déterminez au bout de combien de temps d'exposition au soleil sans crème protectrice votre peau commence à brûler. Multipliez le temps obtenu (en minutes) par l'indice de protection indiqué sur l'emballage. Divisez le résultat par 60 pour trouver combien d'heures de protection vous pouvez espérer d'une crème. Si vous prenez un coup de soleil en 30 min, par exemple, une crème solaire d'indice 8 devrait vous protéger pendant environ 4 h.

Bronzer au naturel

Pour préserver la douceur de votre peau au soleil, massez-vous avec de l'huile de carotte, qui vous donnera tout de suite une jolie couleur ambrée. Mais attention, cette huile ne vous protégera pas des rayons nocifs, aussi n'oubliez pas d'utiliser en plus un produit solaire et ne vous exposez pas trop longtemps.

Toujours bronzée

Grâce au thé, vous serez toujours bronzée. Préparez un thé bien fort et laissez-le refroidir. Passez-vous-en sur tout le corps à l'aide d'un coton. Vous pouvez aussi vous frotter directement le sachet de thé sur la peau. Laissez sécher. Si votre peau tire un peu, utilisez un lait hydratant.

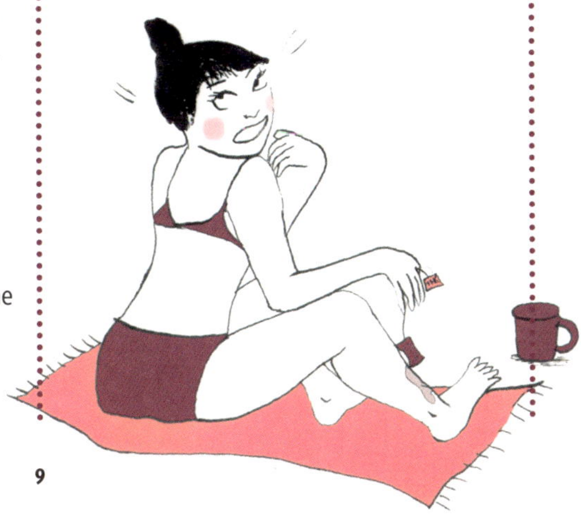

VERGETURES

Atténuer les vergetures

Mélangez 1 demi-avocat, 1 cuillerée à soupe de jus de citron et 1 cuillerée à soupe de miel. Appliquez cette crème sur ces marques disgracieuses.

Vergetures chez les femmes enceintes

Faites une application quotidienne de beurre de karité. Ce produit rend la peau plus élastique et l'assouplit, cela diminuera l'apparition des vergetures. N'hésitez pas à continuer à appliquer le beurre de karité pendant quelques mois après l'accouchement.

Lutter contre les vergetures

Appliquez sur les zones concernées de l'huile d'amandes douces additionnée de quelques gouttes d'essence de citronnelle (on en trouve en pharmacie ou dans les grandes surfaces). Frottez en massant avec du coton. Faites ce soin quotidiennement, les vergetures s'estomperont.

ÉPILATION

Talc et autres astuces

- Avant de vous épiler à la cire, appliquez du talc sur vos jambes, les poils se décolleront plus facilement. Après l'épilation, enduisez-vous les jambes d'huile alimentaire afin d'éliminer tout reste de cire.
- Préparez vous-même votre cire d'épilation : chauffez à feu doux 1,5 litre d'eau avec 20 morceaux de sucre ou 20 cuillerées à soupe de sucre en poudre. Lorsqu'il se forme un caramel jaune et onctueux, ajoutez le jus de 1 citron sans cesser de tourner, puis laissez refroidir. Vous n'avez plus qu'à malaxer cette pâte et à l'utiliser comme votre cire habituelle.
- Après une épilation des aisselles, évitez d'appliquer du déodorant. Talquez généreusement, cela supprimera l'irritation et évitera la transpiration.
- Votre épilateur est en panne et, en revanche, vous avez un chauffe-biberon : remplacez le biberon par un pot de verre résistant à la chaleur et faites-y fondre votre cire d'épilation. Elle sera à la température idéale.

LE BAIN

Bain apaisant

Pour supprimer les démangeaisons fréquentes en hiver ou résultant des changements de saison, faites fondre 1 verre de gros sel dans la baignoire. L'eau salée est souvent plus efficace que les huiles pour le bain. Méfiez-vous également de certains bains moussants qui provoquent dessèchement de la peau et allergies.

Bain moussant

Pour réaliser ce bain, mélangez dans une bouteille en plastique, 1 tasse de savon liquide, 1/4 de tasse de glycérine, et 1 cuillerée à café de sucre. Agitez bien l'ensemble avant de le verser dans votre bain.

Bain de détente

Après une journée un peu fatigante, rien ne vaut un bon bain d'eau salée. Jetez quelques poignées de gros sel marin dans votre baignoire et laissez-vous aller dans la tiédeur de cette eau salée, qui vous disposera au sommeil.

Bain d'agrumes

L'orange et le citron sont des alliés de la peau : l'orange hydrate en douceur et le citron resserre les pores. Préparez une infusion avec le zeste de 1 citron, le zeste de 1 orange, 1 poignée de fleurs d'oranger et une autre de camomille. Ajoutez à cette infusion 30 g de poudre d'amandes et vous obtiendrez un mélange à verser dans l'eau du bain.

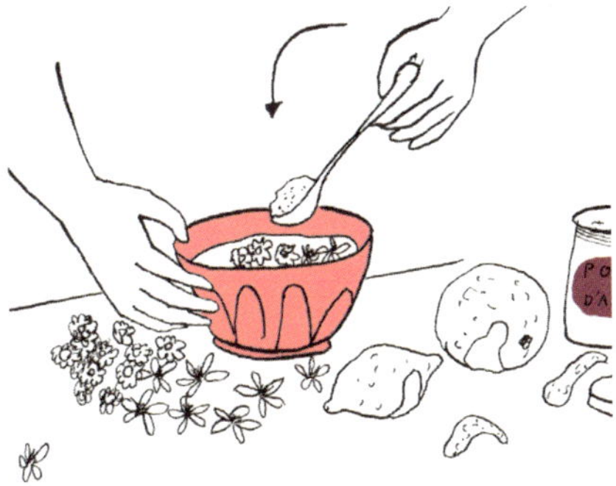

Bain de lait

Ajoutez à l'eau de votre bain 1 bol de lait en poudre additionné de 1 demi-bol de poudre d'amandes, le tout enfermé dans un sachet de mousseline fine. Vous pouvez aussi mélanger au mixeur 1 bol de lait additionné de 1 demi-bol de lait en poudre et de 1 demi-bol de poudre d'amandes, puis ajouter cette crème à votre bain.

Bain de céréales

Le son et l'avoine possèdent des vertus adoucissantes pour l'épiderme. Enfermez 1 poignée de chacune de ces céréales dans un sachet en mousseline et laissez-le tremper dans l'eau du bain, qui prendra une teinte laiteuse. Vous pourrez vous frotter le corps avec le sachet mouillé, pour éliminer les cellules mortes.

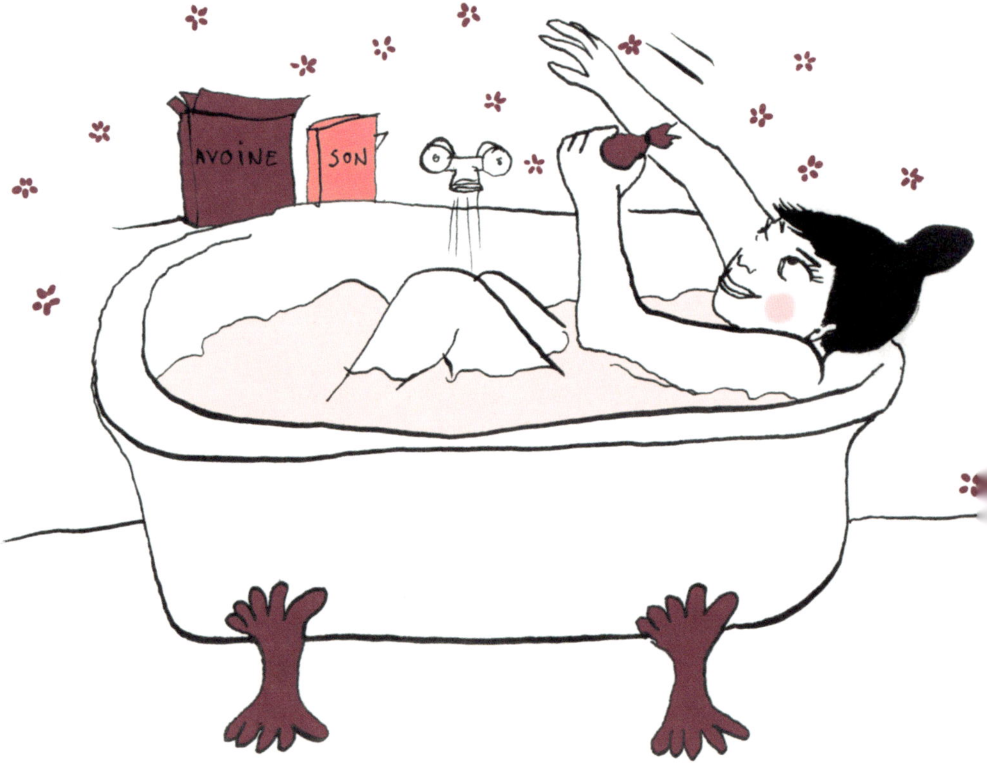

Soin avant le bain
Si votre peau est sèche, en hiver ou au soleil, n'hésitez pas à vous enduire le corps d'huile ou à vous masser avec une crème grasse avant de prendre votre bain ou votre douche. Le gras contrebalancera l'effet desséchant du calcaire, et vous vous retrouverez avec un épiderme doux et lisse.

Bain stimulant
Pour vous redonner du tonus, prenez un bain dans lequel vous aurez versé du romarin, de la menthe, de la sauge et de la consoude, stimulante et adoucissante. Enfermez 30 g de chacune de ces plantes (fraîches de préférence) dans un sachet ou une boule, ou préparez une infusion concentrée (avec 50 cl d'eau) que vous verserez dans l'eau de la baignoire.

Bain délassant
Pour vous reposer, pensez à prendre un bain relaxant à base de camomille. Faites bouillir pendant 10 min dans une casserole 2 litres d'eau avec 3 poignées de fleurs de camomille. Retirez les fleurs et versez le tout dans l'eau de votre bain. Prélassez-vous pendant un bon quart d'heure.

ADOUCIR LA PEAU

Doux massage
Massez-vous en appliquant une bonne quantité d'huile végétale, et laissez poser pendant 15 min puis enlevez l'excédent et prenez un bain chaud.

Une peau très douce
Mélangez intimement 250 g de sel de mer, 100 g de bicarbonate de soude, 1 litre de lait, 4 cuillerées à soupe d'huile d'amandes douces dans un récipient en plastique que vous placerez sous le robinet de la baignoire. Faites couler l'eau, le mélange se dissoudra parfaitement et vous rendra la peau très douce.

Peau douce
Votre peau sera toute douce en sortant du bain si vous ajoutez 10 gouttes d'huile d'olive dans l'eau. Autre avantage, l'huile d'olive hydratera votre peau.

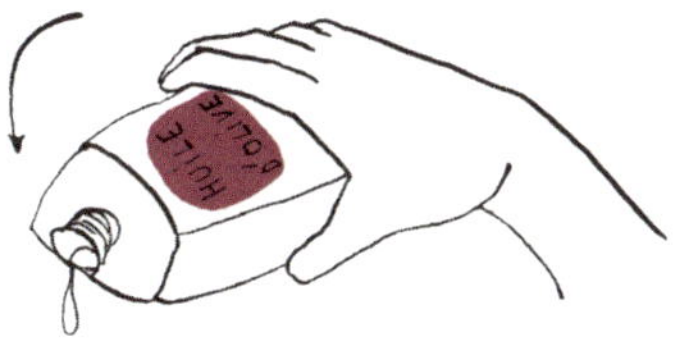

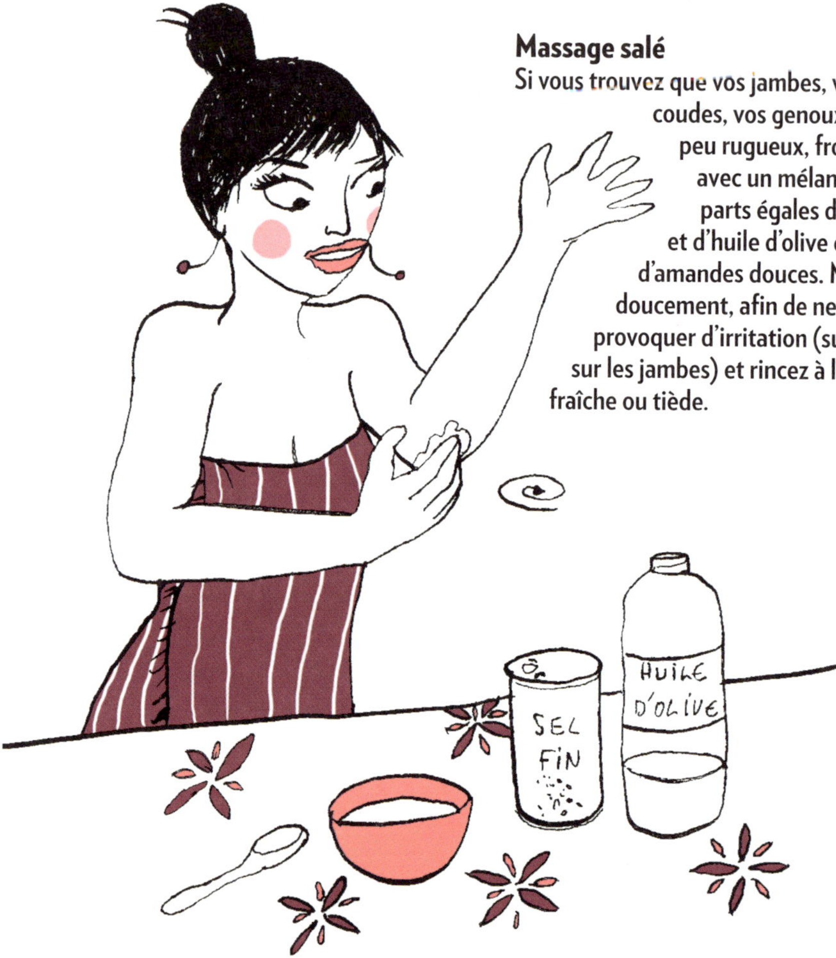

Massage salé

Si vous trouvez que vos jambes, vos coudes, vos genoux sont un peu rugueux, frottez-les avec un mélange à parts égales de sel fin et d'huile d'olive ou d'amandes douces. Massez doucement, afin de ne pas provoquer d'irritation (surtout sur les jambes) et rincez à l'eau fraîche ou tiède.

Du citron pour les coudes

Coupez 1 citron en deux et servez-vous-en pour vous frotter les coudes. Le jus de citron adoucit et blanchit la peau.

Venir à bout des verrues

***Frottez une verrue tenace** avec un oignon cru trempé dans du sel et répétez l'opération jusqu'à complète disparition.*

***Maintenez, par un petit pansement,** une tranche d'ail sur votre verrue pendant quelques jours.*

***La chélidoine est une petite plante** sauvage aux fleurs jaunes que l'on rencontre dans les anfractuosités des vieux murs. Si vous cassez la tige, il en sort un suc orangé qui a la réputation de venir à bout des verrues difficiles.*

***Appliquez le suc frais** directement sur la verrue et renouvelez ce traitement quotidiennement jusqu'à sa disparition. Mettez de la vaseline autour de la verrue avant d'appliquer ce suc pour ne pas brûler la peau saine.*

SE RAFRAÎCHIR

Le vinaigre rosat

Introduisez 50 g de pétales de roses très parfumées dans un flacon de verre. Plus la quantité de pétales sera grande, plus le vinaigre sera parfumé. Remplissez le flacon de 50 cl de vinaigre de vin. Bouchez-le hermétiquement et placez-le au soleil de 2 à 3 semaines.
Passez la préparation dans un filtre à café et remettez-la dans le flacon.
Ce vinaigre, utilisé en friction sur le corps, est astringent et rafraîchissant.

Un peu de fraîcheur

Passez-vous sur le corps un gant imbibé d'eau tiède mélangée avec un peu d'eau de Cologne.

ASTRINGENT

Une peau comme neuve

Si les pores de votre peau sont dilatés sous l'effet de la chaleur, appliquez sur votre visage du jus de citron ou d'orange additionné du tiers d'eau de rose ou de fleur d'oranger : votre peau retrouvera toute sa finesse.

EMBELLIR

Lait embellissant

Mélangez au mixeur 2 cuillerées à soupe de pulpe de kaki, 2 cuillerées à soupe de pulpe de fraise et 2 cuillerées à soupe de lait cru. Appliquez sur la peau et massez légèrement. Essuyez ensuite l'excédent de produit qui n'a pas pénétré dans la peau. La préparation doit être renouvelée pour chaque application afin de profiter au maximum de l'apport en vitamines naturelles.

Lait virginal

Mélangez de l'eau de fleur d'oranger (25 cl) et de la teinture de benjoin (8,5 g) – en vente en pharmacie. Agitez, laissez infuser puis mettez en flacon. Appliquez ce lait parfumé et raffermissant sur votre peau légèrement humide après la douche ou le bain.

EXFOLIER

Le luffa : un exfoliant naturel

Petit cousin du concombre par sa forme, le luffa est surnommé éponge végétale. Une fois séchées, ses fibres un peu rêches éliminent en douceur les cellules mortes de la peau.

Gommage au savon noir

Après votre bain, enduisez-vous le corps de savon noir et frottez énergiquement avec un gant de crin, rincez. Votre peau, purifiée de toutes les peaux mortes et de ses impuretés, sera toute lisse.

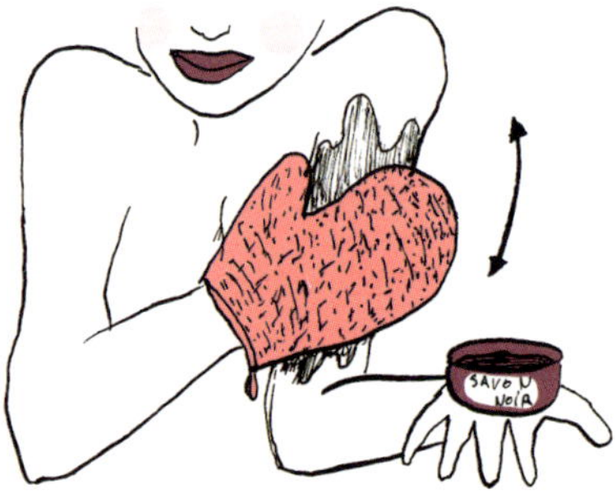

SAVON

Choisir un bon savon

Avant d'acheter un savon, sentez-le. Certains produits très parfumés peuvent être irritants et ne nettoient pas toujours aussi bien que d'autres, moins odorants. Les savons surgras ou à la glycérine conviennent aux peaux fragiles. N'oubliez pas qu'il n'y a rien de mieux que le savon de Marseille.

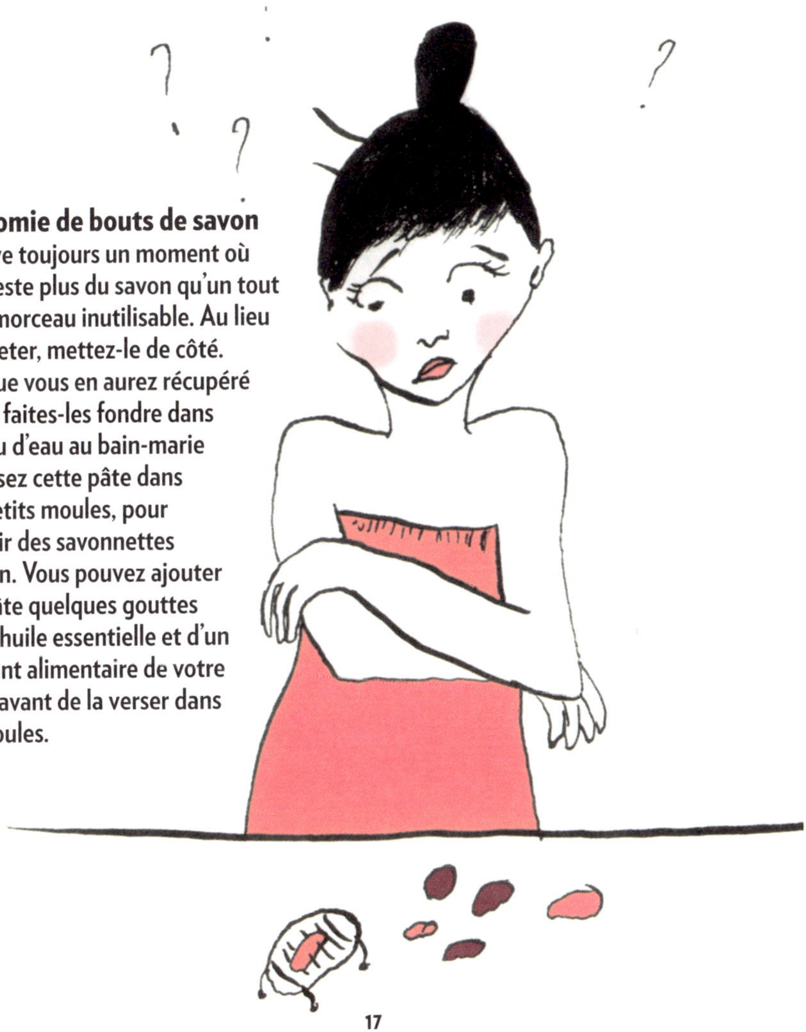

Économie de bouts de savon
Il arrive toujours un moment où il ne reste plus du savon qu'un tout petit morceau inutilisable. Au lieu de le jeter, mettez-le de côté. Lorsque vous en aurez récupéré assez, faites-les fondre dans un peu d'eau au bain-marie et versez cette pâte dans des petits moules, pour obtenir des savonnettes maison. Vous pouvez ajouter à la pâte quelques gouttes d'une huile essentielle et d'un colorant alimentaire de votre choix avant de la verser dans les moules.

PARFUM

Un parfum qui dure longtemps

Pour qu'un parfum tienne plus longtemps, mettez-le juste après la douche ou le bain, lorsque votre peau est encore légèrement humide.

Bouchon improvisé

Si vous avez perdu le bouchon de votre flacon de parfum, utilisez une petite gomme.

Savoir se parfumer

Appliquez le parfum en tapotant avec le bouchon (ou à l'aide d'un joli vaporisateur) dans le cou et derrière les oreilles, sur les poignets et au creux des coudes, entre les seins et sur les épaules.

Un parfum à l'odeur de violette

Laissez macérer 25 g de poudre d'iris dans 25 cl d'alcool à 90° pendant 1 semaine. Filtrez et ajoutez 50 g de teinture de benjoin. Mettez en flacon.

DOUCHE

Douche efficace

Si vous privilégiez la douche quotidienne, plus rapide et moins déshydratante que le bain, utilisez un lait de douche sans savon. Une ou deux fois par semaine, éliminez les cellules mortes de votre peau avec une crème exfoliante ou un gant de crin – plus rapide mais parfois irritant. Appliquez ensuite un lait corporel express, rapidement absorbé.

Douche en lavabo

La journée est très chaude et vous ne pouvez pas vous doucher ? Essayez cette astuce toute simple. Mettez vos mains et vos avant-bras dans le lavabo et faites couler de l'eau froide sur votre peau. Cette minidouche doit durer quelques minutes pour être efficace, mais vous serez étonné du résultat.

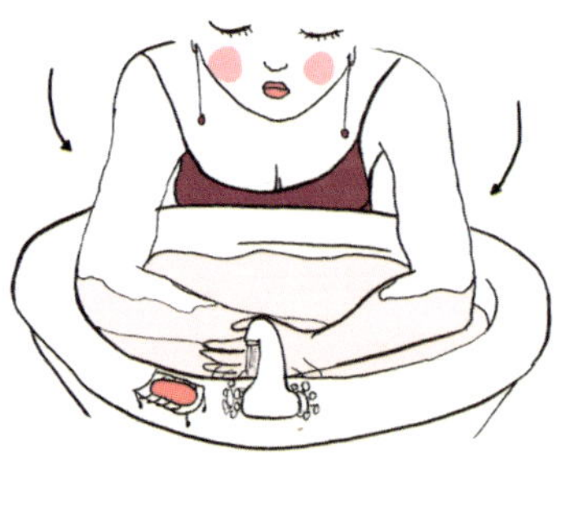

Huiles éternelles

Certaines huiles essentielles sont connues depuis l'Antiquité à la fois pour leur parfum agréable et le bien-être qu'elles procurent. Ajoutez quelques gouttes d'essence de rose, de néroli (la fleur d'oranger), d'ilang-ilang, de santal, de lavande, de romarin, de marjolaine ou de thym à l'eau de votre bain, ou bien mélangez-en quelques gouttes à une huile très douce (huile d'amandes douces, de karité ou de jojoba) et massez-vous le corps encore humide, après la douche.

LUTTER CONTRE LA CELLULITE

Cataplasme au rhassoul

Le rhassoul est une substance naturelle argileuse qui absorbe les impuretés et les corps gras, et permet aussi de retendre les tissus et de combattre la cellulite. Il est vendu en poudre ou sous forme de tablettes. Diluez-le dans un peu d'eau chaude et mélangez jusqu'à obtenir une boue compacte. Appliquez la boue sur les zones à traiter et laissez sécher. Prenez ensuite une douche tiède pour rincer en frottant au gant de crin.

Vive le varech !

Pour lutter contre la cellulite, faites-vous des applications sur les cuisses, le ventre et les fesses à base de varech. Il s'agit d'algues brunes que l'on trouve sur les plages de l'océan Atlantique. Vous pouvez aussi en trouver chez un herboriste, mais sous forme séchée. Dans ce cas-là, mélangez 1 poignée de varech à 50 g de fromage blanc battu additionné de 2 cuillerées à soupe d'huile d'olive. Remuez jusqu'à obtenir une crème et appliquez-la sur les zones concernées. Laissez agir cette crème de 15 à 30 min puis rincez abondamment à l'eau claire.

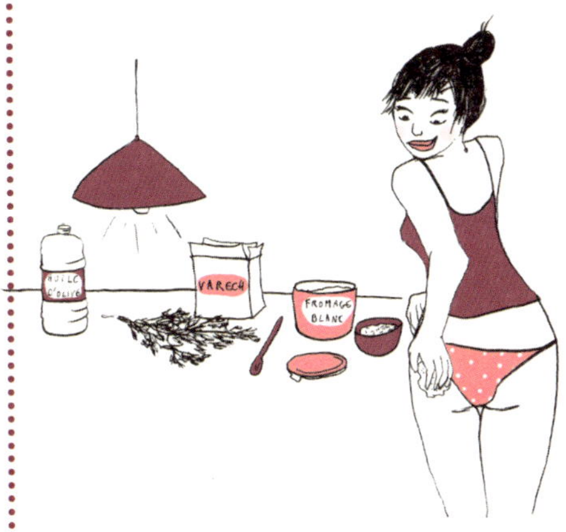

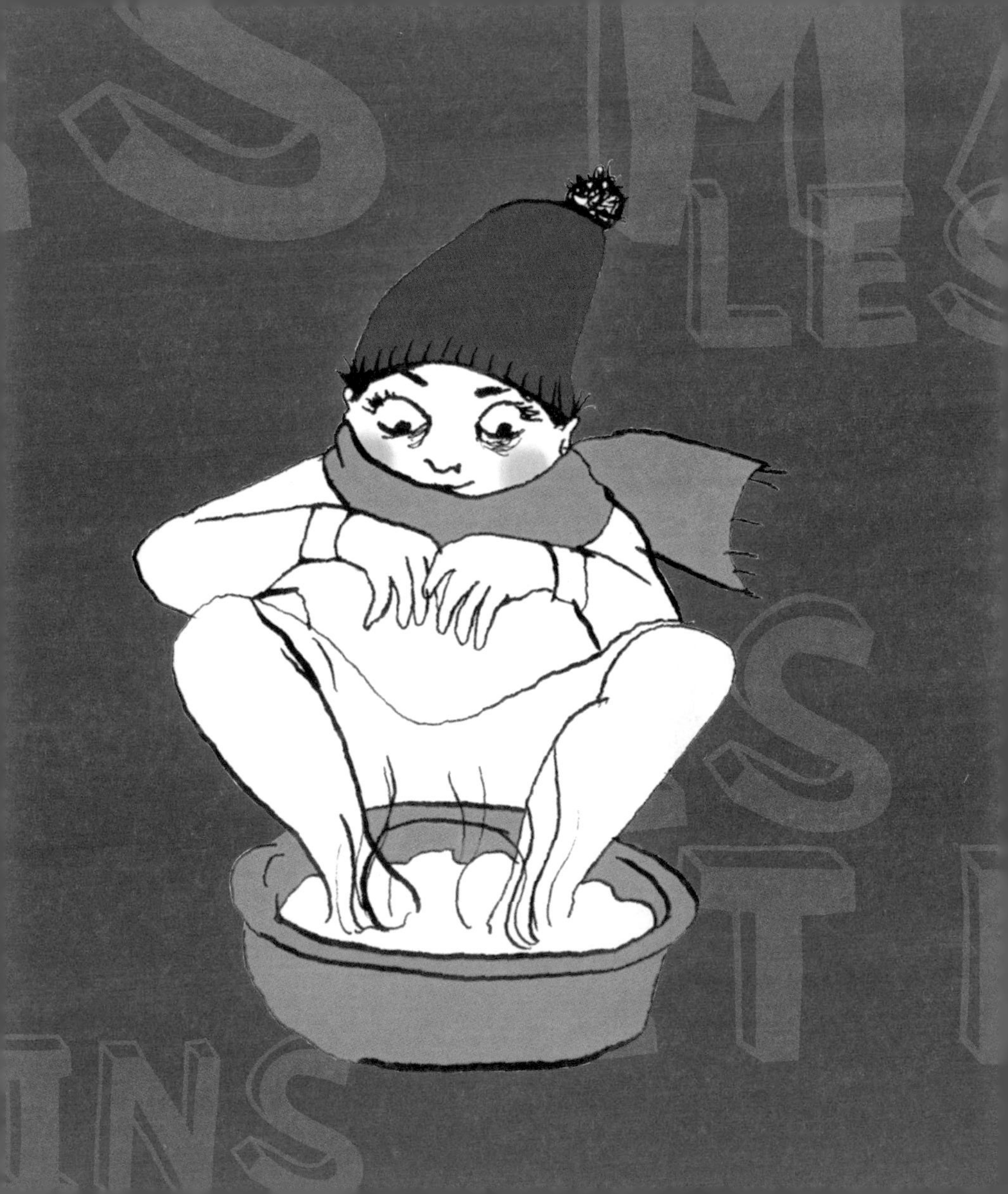

LES MAINS ET LES PIEDS

MANUCURE

Des ongles parfaits

***Avant de commencer** la manucure, faites tremper vos doigts dans un peu d'eau tiède à laquelle vous ajouterez 1 goutte de savon liquide.*

***Frottez-vous le bout des doigts** à l'intérieur d'un demi-citron, en insistant autour des ongles pour bien nettoyer la cuticule.*

***Repoussez les petites peaux** avec un bâtonnet de buis entouré de coton. Limez-vous bien les ongles et appliquez une couche de base pour les protéger et assurer la tenue du vernis.*

***Terminez par une couche** de vernis transparent pour obtenir un aspect plus soigné.*

***Si vous vous abîmez un ongle,** ne retirez pas tout le vernis. Mettez du dissolvant sur le bout de l'index de l'autre main et tapotez l'ongle écaillé.*

***La couche abîmée** se ramollira suffisamment pour que vous puissiez l'aplatir et l'étaler. Lorsqu'elle sera sèche, étendez une nouvelle couche de vernis.*

***Brossez-vous les ongles** des mains ou des pieds avec une brosse à dents souple et de l'eau savonneuse.*

En panne de lime à ongles ?

Limez-vous les ongles avec le grattoir d'une boîte d'allumettes.

Vernis à ongles

- Faites sécher rapidement le vernis en plongeant la main dans un bol d'eau glacée sans toucher la paroi ou glissez vos mains quelques instants dans le congélateur.
- Pour ôter les marques jaunes laissées par le vernis, plongez les ongles dans du jus de citron.
- Si votre vernis est trop épais, faites chauffer doucement le flacon dans une casserole au bain-marie.

Assouplir les cuticules

Une lotion pour assouplir les cuticules et rendre les ongles plus forts et plus brillants : mélangez 50 cl d'eau de rose, le jus de 1 citron, 10 g de borax et 20 g de sel, et laissez macérer pendant 24 h. Chaque soir, laissez tremper vos doigts pendant quelques minutes dans cette lotion.

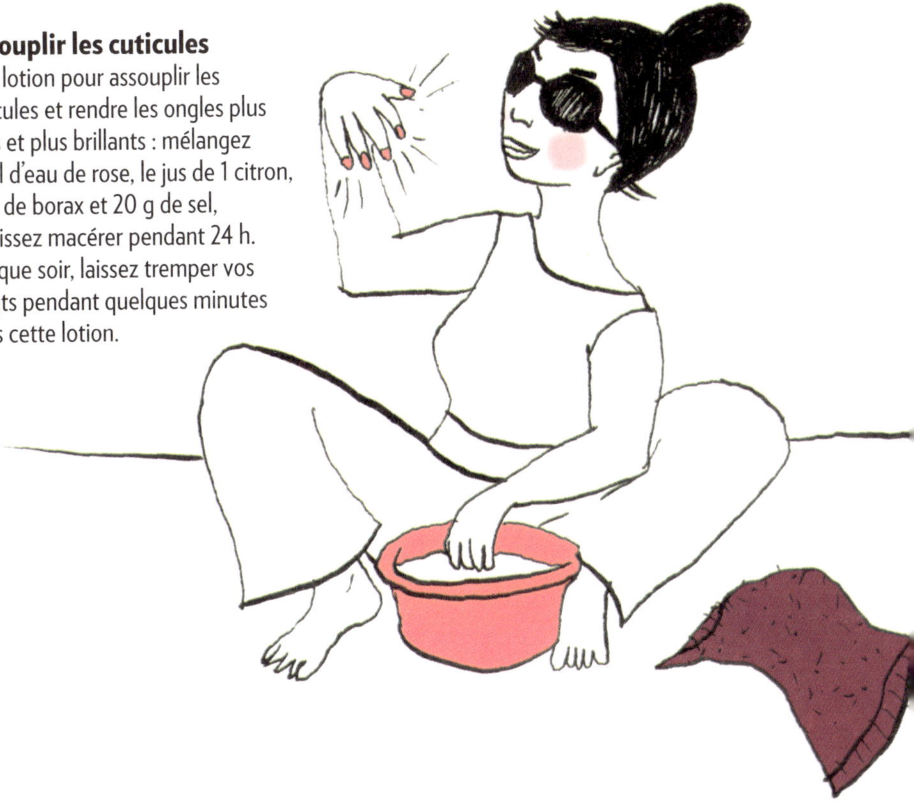

PÉDICURE

Des ongles de pieds joliment vernis

Achetez des écarteurs en mousse conçus spécialement à cet effet ou découpez des triangles dans une éponge, que vous placerez entre vos doigts de pieds. Ceux-ci seront bien séparés, et l'application du vernis sera facilitée.

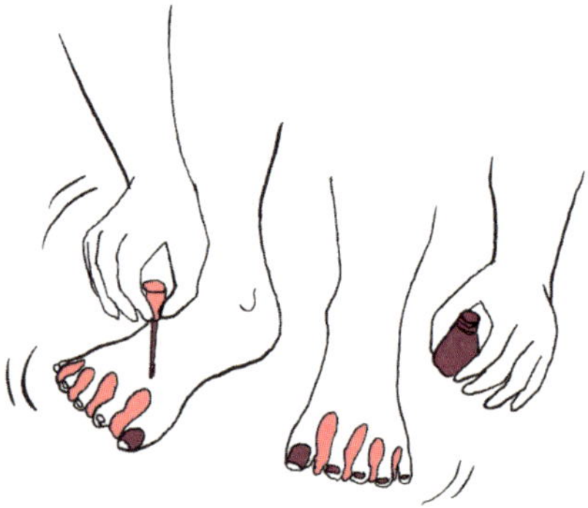

Sus aux ampoules !

- Si l'ampoule perce spontanément, nettoyez la zone lésée avec une solution antiseptique et protégez-la avec un pansement.
- Désinfectez la peau tout autour, percez l'ampoule, appuyez doucement pour en extraire le liquide et essuyez avec une compresse stérile.

Ne retirez pas la peau blanche protectrice. Laissez le pied à l'air pour la nuit. Le lendemain, appliquez un pansement hydrocolloïde sur l'endroit traité pour le protéger des frottements.

Ongle incarné

Trempez le pied deux fois par jour dans une cuvette d'eau tiède additionnée de 1 cuillerée à soupe de sulfate de magnésie. Imbibez un petit morceau de coton d'huile d'amandes douces, glissez-le sous l'ongle incarné et fixez-le avec un pansement. Recommencez tous les jours, jusqu'à ce que l'ongle soit guéri.

Soulager les oignons

Surélevez le pied et appliquez une poche de glace pendant 10 min. Recommencez 10 min plus tard et ainsi de suite, jusqu'à dissipation de la douleur ; ou encore, laissez le pied sous l'eau froide pendant 2 min.

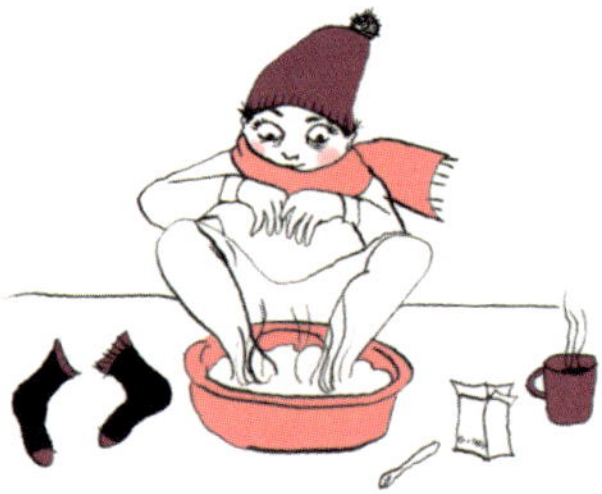

Cor au pied douloureux

Trempez le pied pendant 15 min dans l'eau tiède, puis frottez le cor avec une pierre ponce pour enlever la peau de surface (ne touchez pas au cor lui-même). Enduisez-le ensuite d'un onguent à base de lanoline ou de vaseline. Si vous n'arrivez pas à vous en débarrasser et si vous avez toujours mal, allez chez le pédicure.

Soigner les ampoules

Ne les percez pas, laissez-les se résorber. Appliquez deux fois par jour une compresse imbibée de solution de Dakin et couvrez d'une compresse sèche.

Thé bienfaiteur

Pour éliminer les callosités de vos talons, frottez-les quotidiennement avec des feuilles de thé (qui préviennent la formation de kératine). Elles disparaîtront petit à petit.

Cuticules épaisses

Frottez-les avec un stick pour les lèvres ou faites tremper vos ongles pendant 10 min dans de l'huile d'amandes douces.

Exfoliation minérale

À l'instar de nos grand-mères, qui l'utilisaient régulièrement, redécouvrons la pierre ponce pour avoir des pieds tout doux. Elle est plus efficace sur peau sèche.

SE RELAXER

Camphre bienfaisant

Ayez toujours de l'alcool camphré dans votre pharmacie. Vous vous en servirez pour vous masser les pieds ou les mains s'ils sont froids, douloureux ou fatigués. L'odeur un peu forte se dissipe vite.

Brossage relaxant

Si vous vous sentez nerveux et fatigué, brossez-vous la plante des pieds et la paume des mains avec une brosse sèche et un peu dure en effectuant un mouvement tournant.

Sinapisme pour les pieds

C'est l'hiver, vous rentrez très fatigué et les pieds gelés : prenez un bain de pieds à la moutarde. Il vous suffit d'ajouter dans une cuvette d'eau chaude 1 cuillerée à soupe de moutarde en poudre. En quelques minutes, vous ne sentirez plus ni fatigue ni froid.

Marcher dans l'herbe

Si vous avez un jardin, marchez pieds nus dans l'herbe au petit matin, au printemps et en été. Mouillée de rosée, gorgée d'oxygène, l'herbe détendra vos pieds et hydratera votre peau. Séchez-vous bien en rentrant et enfilez des chaussettes douillettes.

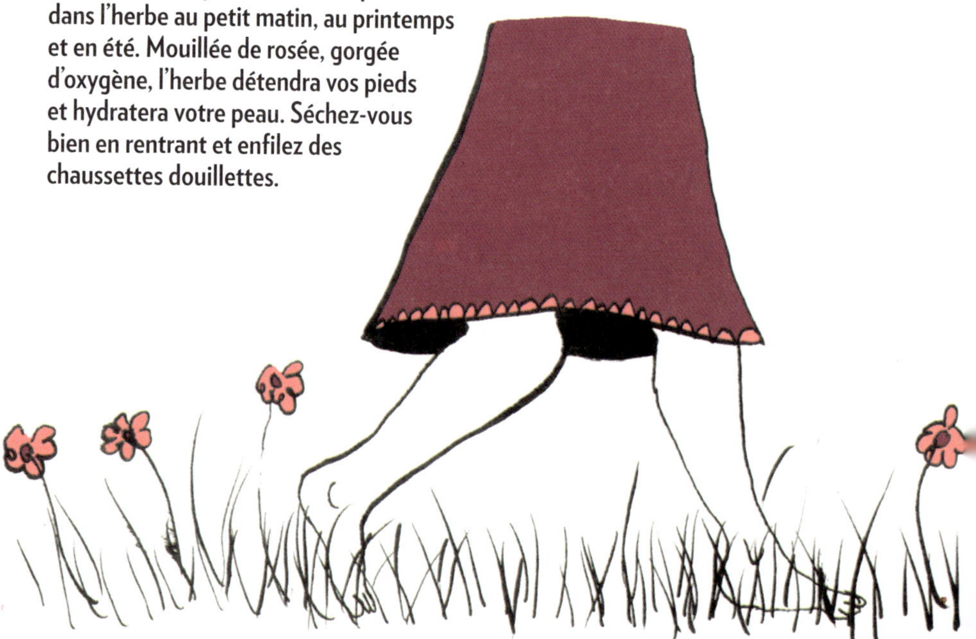

SOIGNER LES ONGLES

Bain d'huile

Pour fortifier vos ongles, faites-leur prendre une à deux fois par semaine un bain d'huile d'olive tiède additionnée de quelques gouttes d'alcool iodé décoloré (à commander chez votre pharmacien).

Ongles impeccables

- Frottez vos ongles avec un coton imbibé d'eau oxygénée, puis laissez-les tremper pendant 10 min dans de l'eau tiède additionnée de jus de citron. Vos ongles seront ainsi toujours propres et brillants.
- Après avoir fait des travaux ménagers salissants, nettoyez vos ongles avec l'intérieur d'une écorce de citron.
- Avant de commencer des travaux de jardinage ou de bricolage, grattez vos ongles sur du savon sec pour les protéger de la saleté. Il vous suffira ensuite de les brosser pour les retrouver impeccables.

Bien se nettoyer les mains

Pour vous nettoyer les mains *après une séance de jardinage ou de gros ménage, poudrez-les de sucre en poudre avant de les savonner.*

Nettoyez-les à fond *avec un morceau d'écorce de pamplemousse ou de citron ou frottez-les avec de la poudre de pierre ponce et du jus de citron.*

Lavez vos mains tachées *de cambouis avec de la lessive liquide. Massez et frottez pour dissoudre les taches, puis rincez à l'eau. Ne vous mouillez pas les mains avant d'y mettre le produit : la graisse aurait du mal à se dissoudre. Frottez-vous les mains avec 1 demi-pomme de terre crue pour ôter des taches de légumes. Ôtez le goudron sur vos mains avec de l'huile de cuisine avant de vous savonner.*

Vous avez de la résine noire *sur les mains ? Versez l'équivalent de 1 grosse cuillerée à soupe de sucre en poudre dans le creux de votre main, faites une pâte en le mélangeant avec de l'huile d'amandes douces. Frottez jusqu'à ce que les taches disparaissent, puis lavez vos mains à l'eau et au savon.*

Les travaux ménagers, *le bricolage ou le jardinage abîment les mains. Pour qu'elles redeviennent bien blanches, frottez-les avec du marc de café.*

Si vous vous êtes mis du goudron *sur les mains, ôtez-le en appliquant un peu de beurre sur les traces et frottez avec un coton. Puis lavez-vous les mains à l'eau chaude.*

Vous avez des taches d'encre *sur le bout des doigts ? Frottez-vous les doigts avec un peu de jus de tomate, les taches disparaîtront.*

LUTTER CONTRE LES TACHES BRUNES

Crème anti-taches brunes

Appliquez une crème spéciale blanchissante deux fois par jour après vous être lavé les mains. Cette crème se vend en pharmacie, sans ordonnance. Utilisez un écran total si vous allez au soleil.

Des taches brunes, oui, mais plus tard

Pour éviter l'apparition précoce de taches brunes sur vos mains, lavez-les quotidiennement avec une infusion de feuilles de bouleau. Faites bouillir 20 g de feuilles ou d'écorce de bouleau blanc pendant 10 min. Laissez reposer pendant 15 min pour que les feuilles infusent bien. Appliquez le mélange obtenu sur vos mains et frictionnez.

PROTÉGER SES MAINS

Mains sensibles

Si vos mains sont très sensibles, remplacez le savon par un mélange de Maïzena et de jus de citron.

Mains abîmées

Si vous avez les mains gercées ou rugueuses, enduisez-les de crème et enfilez des gants de coton. D'une manière générale, mettez de la crème pour les mains chaque fois que vous les avez lavées. Portez toujours des gants de caoutchouc pour faire la vaisselle ou les autres travaux ménagers.

Mieux vaut prévenir que guérir
Si vous avez les mains fragiles et que les travaux ménagers les abîment, appliquez ce soin avant de vous mettre au travail : mélangez 1 pomme de terre crue râpée avec 2 cuillerées à soupe d'huile d'olive jusqu'à obtenir une pâte. Appliquez-la sur vos mains et laissez pénétrer pendant quelques minutes.

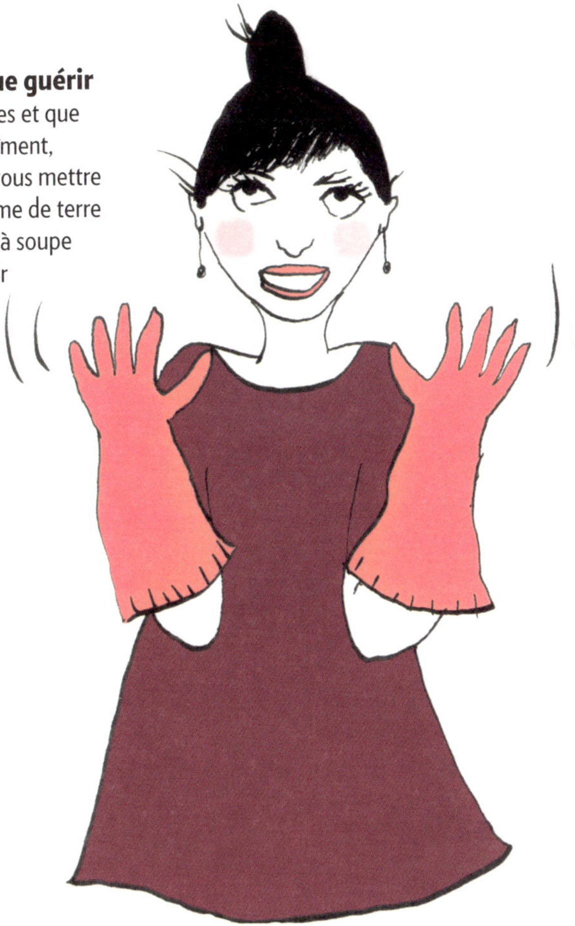

ÉVITER LES MAINS MOITES

Mains moites

Pour éviter cela, vaporisez un peu de déodorant et frottez-vous les mains l'une contre l'autre. Il existe aussi chez les pharmaciens des crèmes spécialement conçues pour les mains moites.

Talc contre mains moites

Poudrez-vous légèrement les mains de talc après les avoir frottées avec de l'eau de Cologne.

HYDRATER

Crème pour les mains au miel

Le miel est un excellent produit pour la peau. Mélangez 1/4 de verre d'eau de rose, 1 cuillerée à soupe de miel liquide, 2 cuillerées à soupe d'huile d'amandes douces, 1 cuillerée à soupe de vinaigre de cidre en battant bien au fouet. Versez la préparation dans un flacon que vous conserverez au réfrigérateur. Cette crème adoucissante et hydratante est idéale pour les mains sèches ou abîmées.

Douceur du marc de café

Frottez-vous les mains et les pieds avec du marc de café. Cet exfoliant, légèrement abrasif et gras, hydratera et adoucira votre peau.

Glycérine et eau de rose

La glycérine est un merveilleux produit pour les mains et les pieds, peu coûteux et facile à se procurer chez le pharmacien. Si vous y ajoutez de l'eau de rose en quantité égale, cela lui donnera un délicieux parfum et la transformera en une lotion adoucissante, à employer particulièrement lorsqu'il fait très froid, très chaud ou très sec.

Mains sèches

Enduisez-vous les mains d'huile d'amandes douces avant de vous coucher et dormez avec des gants de coton.

La bonne application

Pour appliquer au mieux la crème, mettez-en un peu sur le dos d'une main et frottez avec le dos de l'autre main pendant quelques secondes. Frottez-vous ensuite les mains l'une contre l'autre pour que le produit soit bien réparti. Le dos des mains est plus sec que la paume, il a donc besoin d'être lubrifié généreusement.

L'avocat : une riche idée

La chair de l'avocat est à la fois très grasse et très fine. Toutes les fois que vous utilisez de l'avocat en cuisine, frottez-vous les mains avec ce qui reste de chair sur l'écorce et le noyau et, de temps à autres, faites-vous un masque de beauté. Étalez sur vos mains 1 demi-avocat passé au mixeur.
Attendez au moins 15 min et rincez à l'eau tiède.

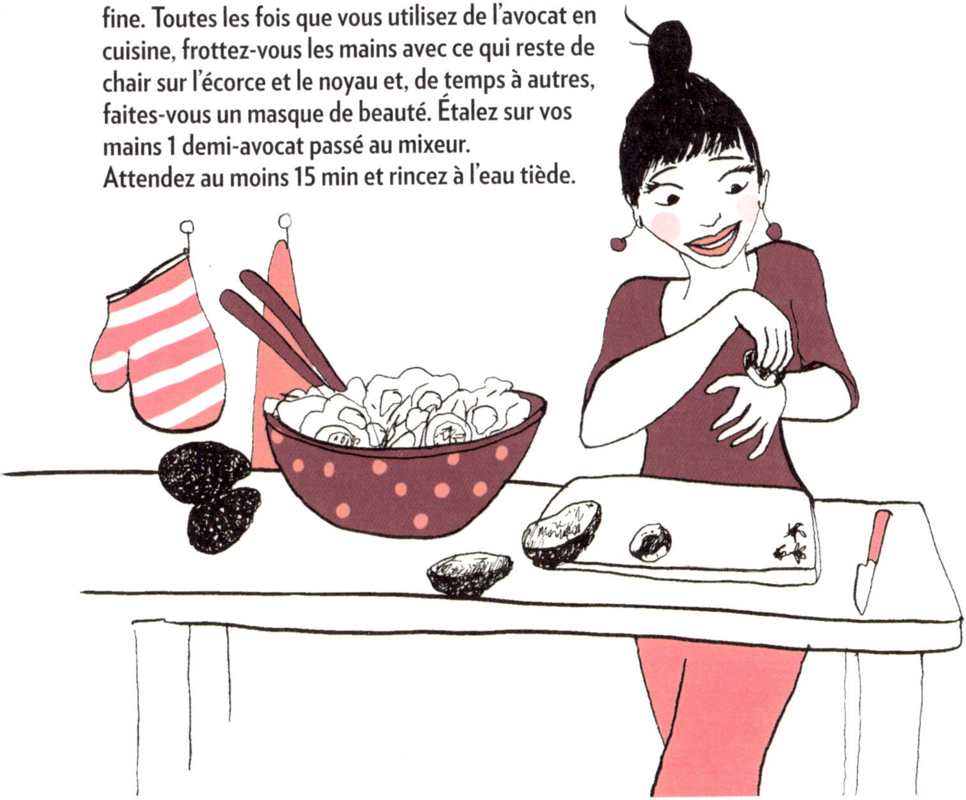

Massage hydratant

Voici une recette simple pour hydrater durablement vos mains. Appliquez de la crème hydratante sur vos mains jusqu'à ce qu'elle ne pénètre plus dans la peau. Ajoutez quelques gouttes d'huile d'olive et enfilez des gants en plastique. Massez délicatement vos mains pendant 30 min avant de retirer les gants et enlever le surplus de crème. Vos mains sont douces et réparées pour longtemps.

Talons secs

Pour blanchir et adoucir vos talons, frottez-les avec 1 demi-citron, puis enduisez-les de crème hydratante.

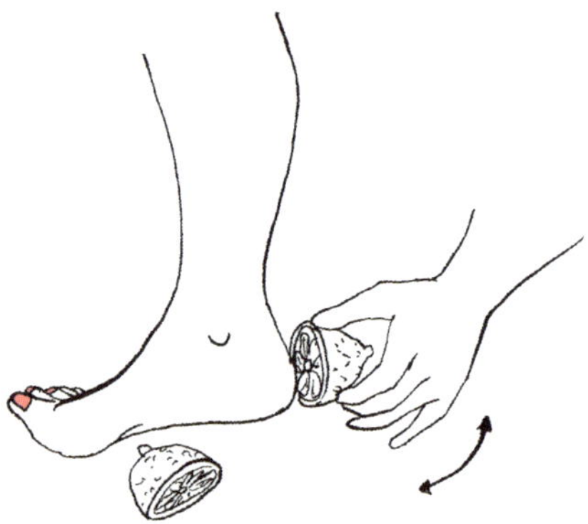

DÉSODORISER

Déodorant pour les mains

Après avoir préparé du poisson, frottez-vous les mains avec une pâte faite de farine de moutarde et de jus de citron. Lavez-les ensuite plusieurs fois à l'eau et au savon.

Mauvaises odeurs

Rien de plus désagréable que des mains qui sentent le poisson ou l'oignon. Éliminez vite ces odeurs en vous frottant les mains avec du vinaigre.

Des mains parfaites

Débarrassez-vous facilement des odeurs de cuisine tenaces sur vos mains. Si vous avez manipulé de l'oignon ou de l'ail, frottez-les avec un savon d'acier ou le dos d'une cuillère en acier sous l'eau courante avant de les laver au savon.

La banane pour les fumeurs

Fumeurs, la banane est là pour éviter que votre vice ne soit trop voyant. Si vous avez les doigts jaunis par le tabac, frottez-les sur l'intérieur d'une peau de banane, il n'y paraîtra plus ; ni trace ni odeur. Le procédé est également efficace contre les taches d'encre sur la peau.

Lutter contre la transpiration des pieds

***Changez de chaussettes** tous les jours et ajoutez quelques cuillerées à soupe de vinaigre dans leur eau de rinçage, vos pieds sentiront bon.*

***Faites macérer pendant** 20 jours 100 g de prêle dans 20 cl d'alcool à 90°. Après le bain, badigeonnez-vous la plante des pieds avec cette préparation.*

***Prenez un bain de pieds** dans de l'eau additionnée de quelques gouttes de vinaigre. Recommencez 3 ou 4 jours de suite, et les mauvaises odeurs disparaîtront.*

***Poudrez-vous tous les jours** les pieds de bicarbonate de soude, ils sentiront bon.*

SOIGNER LES CREVASSES

Crevasses aux mains

Mélangez 2 cuillerées à soupe d'huile d'olive, 2 cuillerées à soupe d'argile en poudre et 1 cuillerée à soupe d'eau dans un bol. Appliquez cette pâte sur les crevasses. Laissez reposer pendant environ 30 min, puis rincez à l'eau.

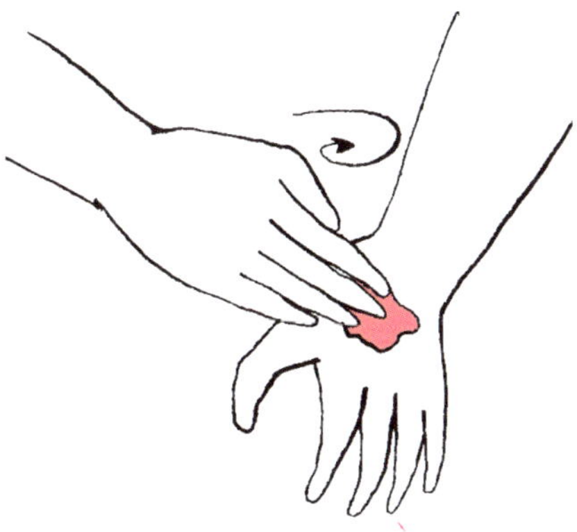

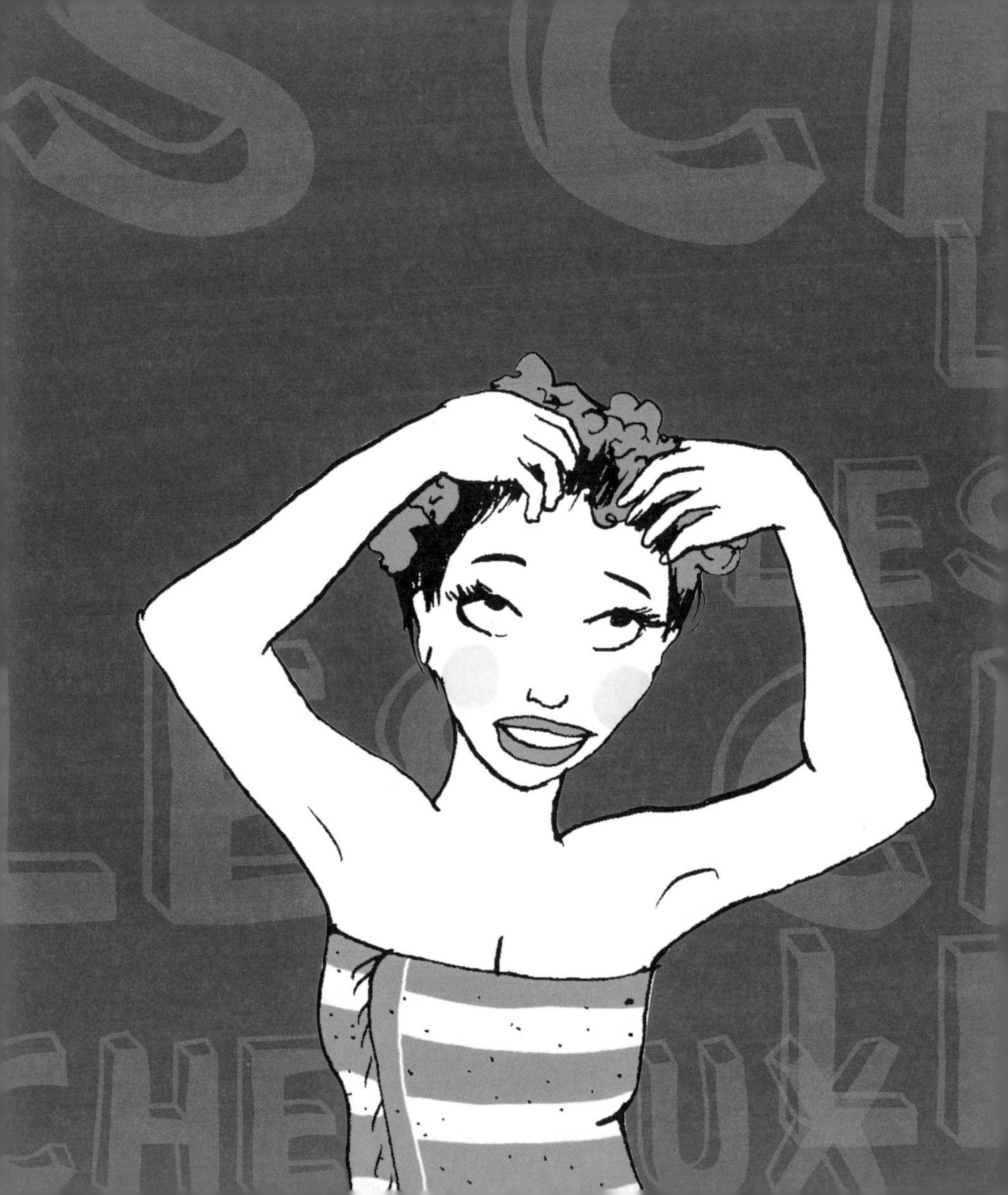

LES CHEVEUX

AVANT- ET APRÈS-SHAMPOOING

Crème avant-shampooing

Vos cheveux sont ternes et ont besoin d'un coup de fouet ? Mélangez 1 cuillerée à café de miel avec 1 jaune d'œuf pour obtenir une crème. Étalez-la sur vos cheveux secs et massez. Laissez agir pendant au moins 10 min sous une serviette chaude et lavez-vous ensuite les cheveux normalement.

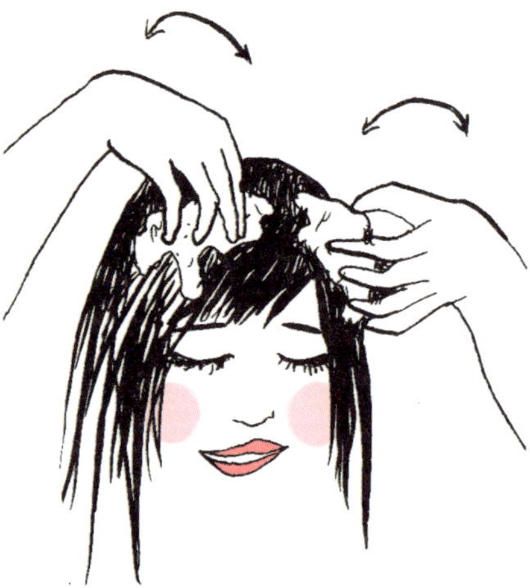

L'aluminium pour de beaux cheveux

Une fois le soin appliqué sur vos cheveux, il vous suffit de poser une feuille d'aluminium ménager dessus et d'enrouler vos cheveux dans une serviette que vous aurez réchauffée au micro-ondes pendant 1 min environ. La chaleur dégagée va ouvrir les écailles de vos cheveux, et le soin pénétrera davantage.

SHAMPOOING SEC

Pour laver ses cheveux sans les mouiller

Si vous n'avez pas le temps de vous laver les cheveux ou si vous voyagez, il existe de bons shampooings secs dans le commerce. Mais vous pouvez aussi utiliser de la crème d'avoine (farine fine d'avoine) ou de l'amidon de maïs, en vente dans les boutiques de produits naturels. Dans tous les cas, brossez-vous longuement les cheveux afin d'ôter toute trace de poudre.

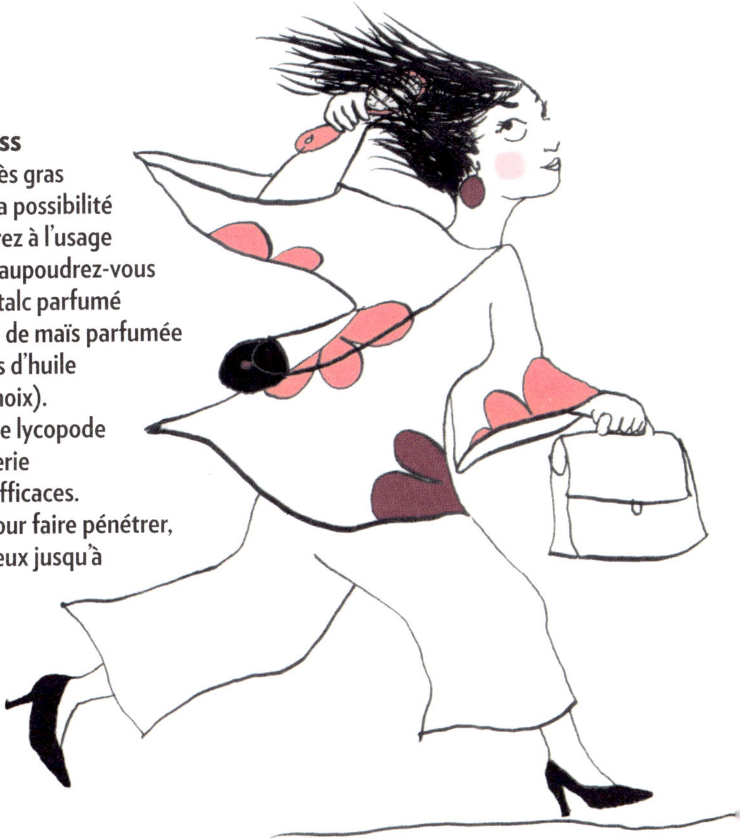

Shampooing express

Si vos cheveux sont très gras ou si vous n'avez pas la possibilité de les mouiller, recourez à l'usage du shampooing sec. Saupoudrez-vous toute la chevelure de talc parfumé (ou à défaut de fécule de maïs parfumée avec quelques gouttes d'huile essentielle de votre choix). Les poudres d'iris et de lycopode vendues en herboristerie sont également très efficaces. Massez doucement pour faire pénétrer, puis brosser vos cheveux jusqu'à disparition complète de la poudre.

SHAMPOOING

Shampooing pour cheveux ternes

Pour redonner du tonus à vos cheveux, utilisez ce shampooing une fois par semaine. Faites infuser 1 cuillerée à soupe de feuilles de romarin pendant 15 min dans 20 cl d'eau. Filtrez. Laissez refroidir. Mélangez l'infusion avec 1 œuf bien battu. Utilisez immédiatement comme votre shampooing habituel. Rincez plusieurs fois.

Shampooing maison

Si vous vous lavez les cheveux plus de deux fois par semaine, utilisez ce shampooing qui vous conservera une chevelure tonique et brillante. Mélangez bien dans un bol 1 cuillerée à soupe d'huile d'olive, 1 jaune d'œuf, le jus de 1 citron, 2 cuillerées à soupe de savon en paillettes, 1 cuillerée à soupe d'huile d'amandes douces. Massez le cuir chevelu avec ce shampooing, laissez reposer 2 ou 3 min. Rincez abondamment, le dernier rinçage étant fait à l'eau froide pour tonifier les cheveux. Si vos cheveux sont colorés ou permanentés, vous pouvez utiliser ce shampooing en alternance avec votre shampooing habituel.

Lavage quotidien

Pour ne pas vous abîmer les cheveux si vous les lavez tous les jours, diluez le shampooing dans un peu d'eau tiède. Et surtout faites un dernier rinçage à l'eau presque froide. Cela resserre les écailles des cheveux, qui sont ainsi plus beaux.

Le changement, c'est bon !

Ne vous étonnez pas de voir votre shampooing préféré vous donner de moins bons résultats après quelques mois de loyaux services. Les cheveux s'habituent à sa composition, et les effets des protéines et autres ingrédients s'atténuent. Changez de produit ou utilisez pendant quelque temps des shampooings neutres pour cheveux délicats, qui débarrasseront votre chevelure de toutes les impuretés qui s'y seront accumulées.

CHEVEUX SECS

Masque à l'huile d'olive

Faites tiédir de l'huile d'olive, puis appliquez-la généreusement sur votre chevelure. Couvrez avec un sac en plastique et une serviette éponge. Laissez agir pendant 45 min, puis faites un shampooing et rincez bien.

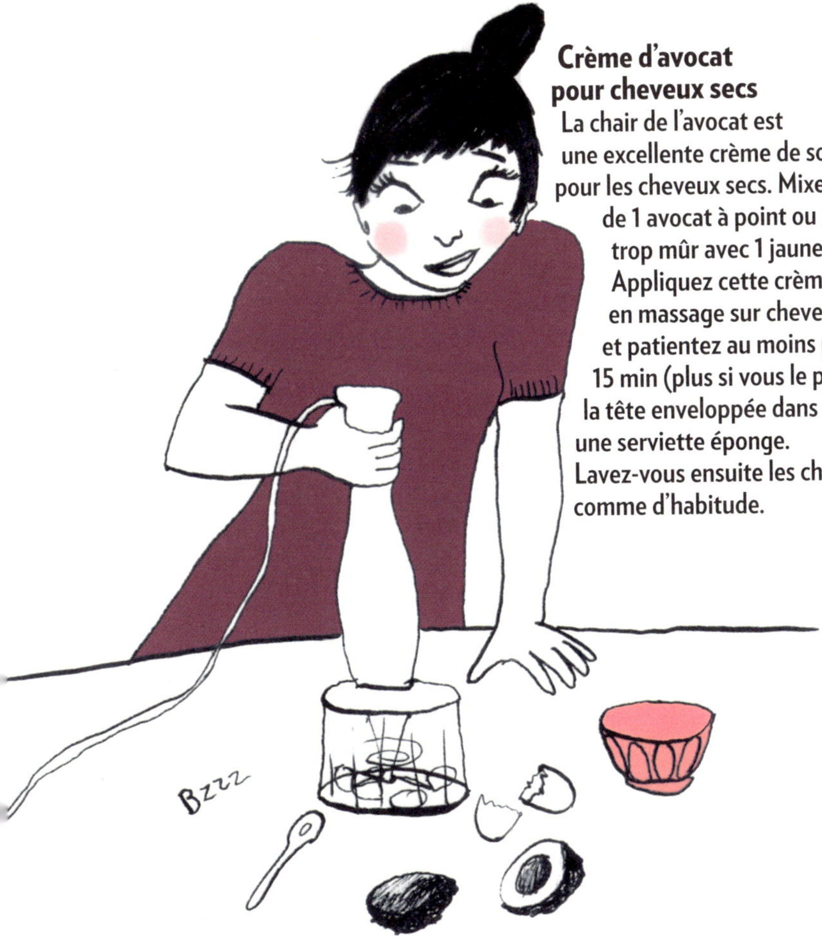

Crème d'avocat pour cheveux secs

La chair de l'avocat est une excellente crème de soin pour les cheveux secs. Mixez la pulpe de 1 avocat à point ou même trop mûr avec 1 jaune d'œuf. Appliquez cette crème en massage sur cheveux secs et patientez au moins pendant 15 min (plus si vous le pouvez), la tête enveloppée dans une serviette éponge. Lavez-vous ensuite les cheveux comme d'habitude.

Lotion capillaire

Si vos cheveux sont secs, utilisez de l'huile de maïs tiède comme lotion capillaire. Couvrez d'une serviette-éponge mouillée d'eau très chaude et d'un sac en plastique. Vous pouvez aussi fabriquer une lotion avec du rhum et des jaunes d'œufs : fouettez 2 jaunes d'œufs, ajoutez 2 cuillerées à soupe de rhum et fouettez à nouveau. Laissez agir pendant 30 min ; faites un shampooing et rincez.

Moelle de bœuf pour cheveux secs

Nos grand-mères l'employaient pour nourrir les cheveux secs ou fragilisés. Faites fondre la moelle de 1 os de bœuf dans une casserole avec 50 cl d'eau bouillante et 1 branche de romarin. Laissez tiédir. Ôter le romarin. Appliquez la préparation sur vos cheveux légèrement humides et laissez agir pendant au moins 1 h, la tête enveloppée d'une serviette ou d'un casque en aluminium. Rincez à l'eau tiède puis lavez-vous les cheveux avec votre shampooing habituel. Répétez l'opération deux fois par mois.

Nourrir les cheveux très secs

Mélangez 1 cuillerée d'huile de carotte, 1 cuillerée de germes de blé et 1 petit verre d'huile de coco dans un bol. Faites tiédir pendant quelques secondes au micro-ondes puis appliquez sur cheveux humides. Laissez reposer pendant 15 min puis rincez.

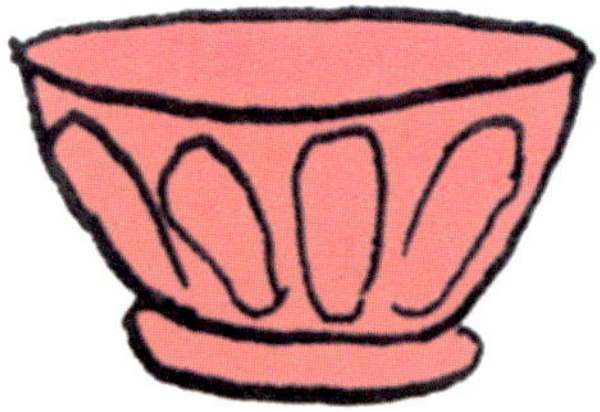

Traiter ses cheveux secs

Si vous avez le cuir chevelu gras et les cheveux secs, traitez-les avant de les laver. Mouillez-vous les cheveux, épongez-les et appliquez une lotion traitante sur le cuir chevelu en procédant par raies. Laissez pénétrer pendant 10 min. Rincez, puis faites votre shampooing comme d'habitude.

Lutter contre les pointes sèches

Sur les cheveux longs, les pointes sont souvent sèches et abîmées. Préparez la lotion suivante pour remédier à ce problème : faites tremper quelques bâtons de cannelle dans une bouteille d'alcool à 70°. Laissez macérer pendant une quinzaine de jours. Frictionnez vos cheveux avec cette lotion après chaque shampooing.

CHEVEUX GRAS

Eau de rinçage pour cheveux gras

Rincez-vous les cheveux avec un mélange composé de 1 cuillerée à soupe de vinaigre pour 1 litre d'eau.

Argile pour cheveux gras

Une fois par semaine, faites un cataplasme d'argile. Diluez de l'argile en poudre dans de l'eau additionnée de 1 pincée de sel marin jusqu'à obtentiond'une pâte épaisse. Répartissez-la sur les cheveux en massant. Laissez agir pendant 15 min et rincez soigneusement, en ajoutant quelques gouttes de vinaigre dans la dernière eau. Ce traitement remplace un shampooing.

Le bois qui lave

L'écorce de bois de Panamá contient de la saponine. Elle entre de ce fait dans la composition de nombreux shampooings. Utilisez l'écorce – en vente dans les herboristeries – en décoction (comptez environ 30 g pour 1 litre d'eau) et lavez-vous les cheveux avec. Ce shampooing naturel est recommandé pour les cheveux gras ou délicats.

Lotion à la capucine pour cheveux gras

Riche en soufre, la capucine est réputée depuis des siècles pour ses vertus fortifiantes et bactéricides, en particulier pour les cuirs chevelus trop gras ou à tendance pelliculaire.
Laissez infuser 1 poignée de feuilles fraîches hachées dans 50 cl d'alcool à 40° ou de vinaigre d'alcool.
Au bout de 15 jours, filtrez puis mettez en flacon. Massez-vous quotidiennement le cuir chevelu avec cette lotion.

CUIR CHEVELU IRRITÉ

Adoucir le cuir chevelu

Si votre cuir chevelu vous démange, c'est qu'il est probablement trop sec. Vous pouvez atténuer ces démangeaisons en appliquant la préparation suivante à la racine : mélangez 20 gouttes d'huile essentielle d'arbre à thé, 20 gouttes de jus de citron, 5 cl d'huile de sésame et 1 cuillerée à soupe de miel. Laissez agir pendant 1 h au moins, en enveloppant les cheveux dans une serviette chaude. Faites ensuite votre shampooing.

Lotion pour le cuir chevelu

Versez 1 cuillerée à café de vinaigre de cidre dans 1 verre d'eau minérale froide. Appliquez cette lotion sur vos cheveux tout en massant délicatement. Laissez agir pendant quelques minutes et rincez. Cette lotion permet d'éviter l'irritation du cuir chevelu.

REVITALISER LES CHEVEUX

Des cheveux en bonne santé

Pour revitaliser tous les types de cheveux et leur donner de l'éclat, préparez le mélange suivant. Fouettez 3 œufs, ajoutez 2 cuillerées à soupe d'huile d'olive et 1 cuillerée à café de vinaigre. Appliquez cette lotion sur vos cheveux et couvrez-vous la tête d'une serviette chaude. Attendez 30 min. Rincez, puis faites un shampooing.

Masque au miel

Avez-vous pensé au masque au miel ? Mélangez 3/4 de verre d'huile d'olive, 1/2 verre de miel liquide et le jus de 1 citron. Mouillez-vous les cheveux, épongez-les, puis appliquez le mélange en vous peignant soigneusement pour bien le répartir. Couvrez-vous la tête d'une serviette chaude. Attendez 30 min et shampooinez.

Attention au soleil !

Évitez les méfaits du soleil et de l'eau salée en appliquant une petite quantité d'huile de noix de coco ou un peu de vaseline sur la pointe de vos cheveux.

Beurre de karité pour manque de vitalité

Un masque capillaire hebdomadaire au beurre de karité est aussi bénéfique aux cheveux secs qu'aux cheveux gras, qu'il rééquilibre et fortifie. Appliquez le beurre pur sur les pointes (2 ou 3 noisettes suffisent) et massez toute votre chevelure. Laissez agir pendant 1 h au moins, puis lavez-vous les cheveux avec votre shampooing habituel.

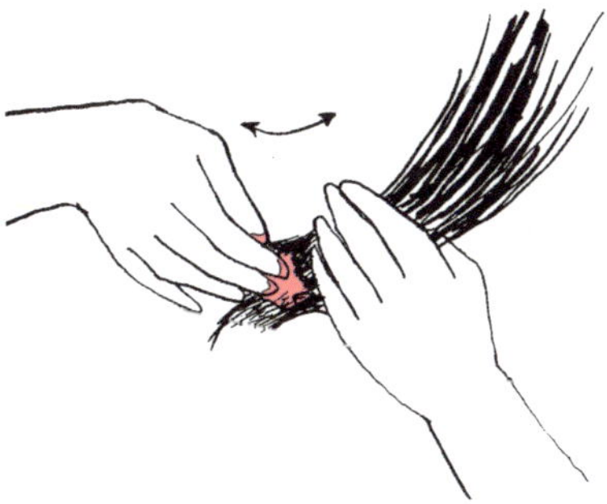

FAIRE BRILLER LES CHEVEUX

Infusion d'agrumes

Rincez vos cheveux acajou ou châtains avec une infusion à l'orange.

Lotion à la bardane

Préparez une tisane de bardane (50 g de feuilles fraîches pour 1 litre d'eau) et servez-vous-en comme lotion pour vous rincer les cheveux après le shampooing. Cette lotion assouplit et fait briller les cheveux gras ou sensibles aux pellicules.

Rinçage vinaigré

Donnez plus de brillant à des cheveux bruns en faisant un rinçage avec un mélange composé de 1 verre d'eau et 1 verre de vinaigre blanc ou coloré. Rincez ensuite à l'eau claire.

De l'huile, et ça brille

Pour redonner de la vigueur et de la brillance aux cheveux décolorés ou permanentés, mélangez 50 cl d'huile de vaseline, 10 gouttes d'huile essentielle de romarin et 2 cuillerées à soupe d'huile d'amandes douces. Incorporez 10 g de cannelle en poudre et 3 clous de girofle puis faites tiédir la préparation.
Laissez reposer pendant 1 h.
Appliquez sur le crâne en massant bien le cuir chevelu. Couvrez-vous la tête d'une serviette chaude pendant 20 min.
Procédez ensuite au lavage avec votre shampooing habituel.

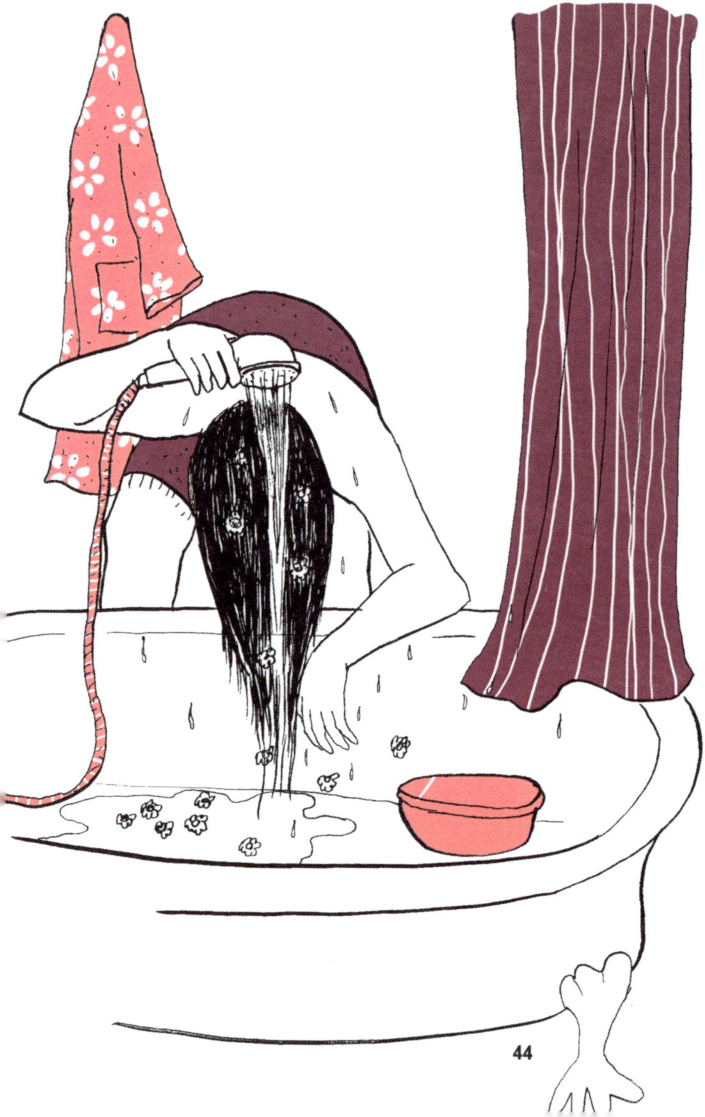

Coup d'éclat pour cheveux ternes
Pour redonner du brillant à des cheveux ternes, la fleur d'oranger pour les cheveux blonds et la camomille pour les cheveux bruns sont idéales. Mélangez 10 g d'un des deux produits avec 1,5 litre d'eau, lavez-vous les cheveux avec le mélange, puis rincez.

RINÇAGE

Le bon rinçage
C'est celui qui laisse les cheveux à la fois nets et brillants, sans aucune trace de shampooing. Un truc pour savoir si les cheveux sont suffisamment rincés : ils doivent crisser sous les doigts. Ajoutez quelques gouttes de vinaigre (d'alcool ou de cidre) à la dernière eau de rinçage pour neutraliser le calcaire, ou utilisez de l'eau de pluie.

Vive le rinçage !
N'oubliez pas que le rinçage est essentiel lorsqu'on se lave les cheveux. Il doit être fait à grande eau, tiède de préférence, avec un peu de vinaigre ou un jus de citron dans la dernière eau pour éliminer toute trace de savon et rendre vos cheveux plus brillants.

CHEVEUX ÉLECTRIQUE

Du naturel avant tout
Pour vous brosser les cheveux, utilisez une brosse à poils naturels, car les poils synthétiques conduisent l'électricité.

De l'air, de l'air !
Pour éviter que vos cheveux ne soient électriques, évitez l'usage trop fréquent du sèche-cheveux. Si vous ne pouvez vous passer de ce dernier, séchez-vous les cheveux à l'air froid ou tiède, car l'air chaud électrise les cheveux.

Crème de rinçage
Pour éviter ce désagrément, utilisez après le shampooing une crème de rinçage.

Du gel contre l'électricité
Mettez du gel dans le creux de votre main et lissez-vous les cheveux en étalant le produit bien à plat de la racine vers les pointes. Vos cheveux seront moins électriques.

Un peu d'eau tout simplement
Quelques gouttes d'eau sur les mains, que vous approchez de vos cheveux, sans même les toucher, suffisent à décharger ceux-ci de leur électricité statique et à en faciliter le coiffage.

Électricité statique
Quelques gouttes de vinaigre dans l'eau de rinçage de votre shampooing contribueront à éviter que vos cheveux ne se dressent à l'approche du peigne ou de la brosse.

CHEVEUX JAUNIS

Sus au chlore
Rincez les cheveux jaunis par l'eau chlorée des piscines avec de l'eau gazeuse, du jus de tomate ou encore quelques cachets d'aspirine dissous dans de l'eau chaude.

MASSER LE CUIR CHEVELU

Petits massages
Si vos cheveux sont attachés toute la journée, il arrive très souvent que cela provoque de légères douleurs du cuir chevelu. La solution est un massage. Pendant 15 min environ, du bout des doigts et de façon circulaire, massez-vous le cuir chevelu. L'effet sera immédiat.

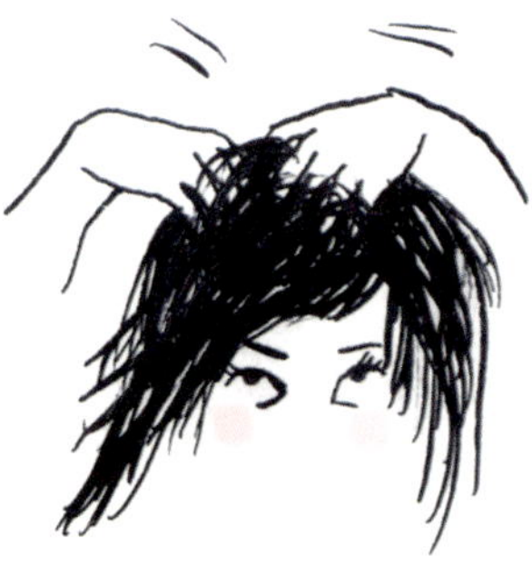

Un shampooing plus efficace
Profitez du shampooing pour effectuer un massage du cuir chevelu. C'est très relaxant, et vos cheveux seront mieux lavés. Appliquez une noisette de produit sur les cheveux mouillés et faites pénétrer par de légers massages, en commençant par la nuque, puis en remontant vers le sommet du crâne. La paume de vos mains doit faire bouger la peau, comme si vous vouliez la décoller. Mais ne frottez pas violemment et surtout ne grattez pas, car vous pourriez provoquer des irritations ou avoir des pellicules.

LA MISE EN PLIS

Tout sur la mise en plis

Humides, les cheveux *sont très fragiles. N'utilisez jamais de brosse dure pour les démêler après le shampooing. Le cheveu peut s'étirer au-delà de son élasticité naturelle et casser. Employez éventuellement une brosse de plastique à piquants très espacés, mais préférez le peigne.*

Pour donner à vos cheveux *un aspect permanenté sans permanente, frisez-les avec des tortillons de caoutchouc, que l'on trouve en grande surface, ou utilisez du fil de fer. Sur cheveux mouillés, tracez de longues raies pour les séparer en mèches égales. En partant de la racine, torsadez chaque mèche et entourez-la de fil de fer. Lorsque vos cheveux sont secs, ôtez les fils de fer. Vous aurez une coiffure floue et volumineuse.*

Séparer vos cheveux *comme pour les mettre sur des rouleaux. Torsadez chaque mèche entre vos doigts et roulez-la comme un petit chou. Fixez ces tortillons de cheveux avec des barrettes. Lorsque vos cheveux seront secs, vous arborerez une chevelure ondulée à souhait.*

Pour faire onduler vos cheveux *ou les friser, vous pouvez aussi utiliser du gel, appliqué sur toute la chevelure avec un peigne. Ensuite, ébouriffez ou modelez vos cheveux avec vos doigts pendant qu'ils sèchent.*

Entretenir les bigoudis

- Pour enlever les dépôts incrustés dans les bigoudis, versez 5 ou 6 cl d'eau chaude et 1 cuillerée à soupe d'adoucissant dans un bol. Faites pénétrer dans les bigoudis en frottant doucement avec une brosse en fibres végétales. Rincez et laissez sécher.
- À l'exception des bigoudis chauffants, tous les modèles (en mousse, agrippants...) sont lavables. Plongez-les dans de l'eau chaude additionnée de 2 cuillerées à café de shampooing. Retirez délicatement les cheveux coincés à l'aide d'un peigne à dents larges. Frottez les bigoudis avec un chiffon pour éliminer la saleté puis rincez. Essuyez-les ou laissez-les sécher à l'air libre.

Des boucles sans rouleaux

Vous n'avez pas de rouleaux ? Découpez d'étroites bandes de tissu dans un chiffon de coton et faites un nœud au milieu. Roulez une mèche de cheveux autour du nœud et fixez le tout en nouant la bande par-dessus ou avec une pince à cheveux. Pour obtenir des boucles plus grosses, coupez le carton d'un rouleau de papier absorbant en quatre tronçons et enroulez vos cheveux autour de ces rouleaux improvisés.

Fixer une mise en plis

Vaporisez de la bière sur les cheveux encore humides et faites-les sécher comme à votre habitude. La mise en plis durera bien plus longtemps.

COLORATION DES CHEVEUX

Embellir les cheveux roux

Préparez une décoction de thé en faisant bouillir 100 g de thé pour 1 litre d'eau. Laissez infuser jusqu'à refroidissement, filtrez et utilisez après le shampooing comme dernier rinçage.

Pelures d'oignon pour reflets dorés

Préparez une décoction en faisant bouillir au moins 50 g de pelures d'oignon dans 1 litre d'eau. Laissez tiédir, puis filtrez. Ce liquide, utilisé en dernier rinçage, donnera à vos cheveux blonds de beaux reflets dorés.

Cheveux plus clairs

Après chaque shampooing, appliquez sur vos cheveux rincés une infusion de camomille. Laissez agir pendant quelques minutes avant de rincer à l'eau claire.

Décoction pour cheveux bruns

Pour donner brillance et beaux reflets aux cheveux bruns, faites bouillir 50 g de feuilles de lierre et 3 branches de persil frais pendant 10 min dans 1 litre d'eau. Filtrez. Rincez-vous les cheveux après le shampooing avec cette solution et laissez-les sécher naturellement.

Décolorer en douceur

Pour vous décolorer les cheveux en douceur et nuancer leur couleur de façon naturelle, plongez 100 g de fleurs de camomille et 10 g de feuilles de henné dans 1 litre d'eau bouillante puis laissez bouillir jusqu'à réduction de moitié.
Appliquez cette lotion après votre shampooing habituel et laissez sécher.

Des cheveux plus foncés

Trempez un peigne dans l'eau de cuisson de pommes de terre et passez-le à plusieurs reprises dans des cheveux blonds ou châtains. Pour qu'ils foncent plus vite et que la couleur se fixe mieux, laissez sécher au soleil.

Rhubarbe pour reflets blond vénitien

La racine de rhubarbe donne des reflets blond vénitien (tirant sur le roux) aux cheveux blond foncé ou châtain très clair. Il faut environ 50 g de plante par litre d'eau. Coupez les racines en tronçons, laissez-les bouillir dans l'eau pendant 10 min. Vous utiliserez cette décoction en dernier rinçage. Étant donné que la rhubarbe dessèche les cheveux, faites suivre le rinçage d'un soin nourrissant (crème ou huile).

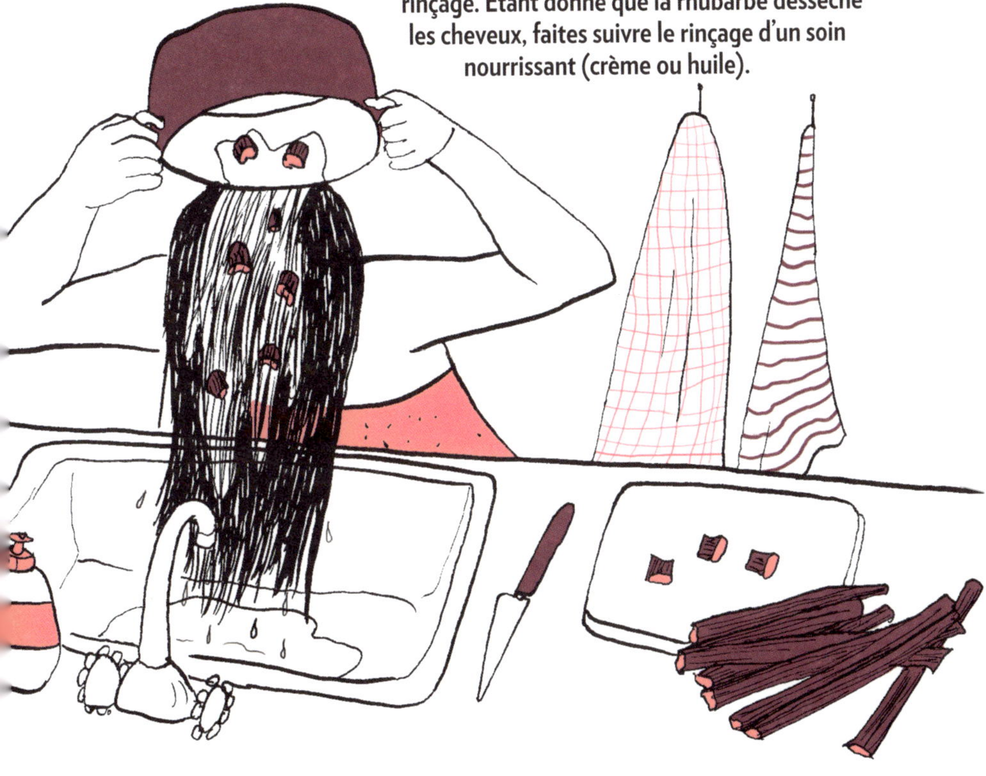

Ravivez la couleur

- Pour donner des reflets aux cheveux bruns, faites bouillir 100 g de feuilles de noyer fraîches pendant 10 min dans 1 litre d'eau. Laissez infuser jusqu'à refroidissement. Appliquez sur cheveux lavés. Rincez à l'eau claire si vous craignez un reflet trop prononcé.
- La camomille allemande est connue pour donner des reflets blonds aux cheveux châtain clair. Préparez une infusion forte et rincez avec le liquide tiède.
- Des reflets dans les cheveux bruns : rien de plus simple ! Vous pouvez faire bouillir 150 g de chicorée en grains dans du vinaigre d'alcool pendant 5 min. Laissez infuser jusqu'à complet refroidissement. Filtrez. Utilisez cette décoction en dernier rinçage après le shampooing à raison de 3 cuillerées à soupe pour 1 litre d'eau.
- Une idée originale et facile pour donner de l'éclat à vos cheveux roux. Après votre shampooing, rincez-vous les cheveux avec de la bière brune.

Cheveux toujours blonds

Répartissez du jus de citron sur toute la chevelure en la peignant, puis laissez sécher au soleil. Renouvelez l'opération chaque jour pendant 1 semaine au moins.

Ôter des traces de coloration

Si vous faites une teinture chez vous, vous risquez d'avoir des traces colorées sur la peau à la racine des cheveux. Faites-les disparaître en passant dessus un coton imbibé d'eau oxygénée à 10 ou 30 volumes, suivant l'importance de la tache.

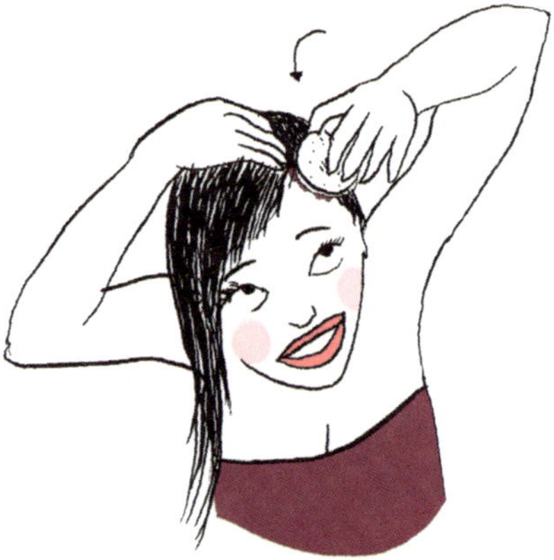

Sauge pour cheveux bruns

L'infusion de sauge, utilisée en dernier rinçage, entretient la couleur des cheveux châtains ou bruns. Comptez 50 g de plante pour 1 litre d'eau. Laissez infuser, puis filtrez et laissez tiédir. En outre, la sauge a de multiples vertus : c'est un bon bactéricide et un fortifiant du cuir chevelu.

Cheveux blancs

***Une méthode rapide** pour masquer des cheveux blancs : versez 1 cuillerée à soupe de vinaigre de cidre dans 4 litres d'eau et utilisez ce mélange pour le dernier rinçage.*

***Pour retarder l'apparition** des cheveux blancs, préparez une solution en mélangeant 4 g de sulfate de fer avec 25 cl de vin rouge. Chaque matin, trempez plusieurs fois votre peigne dans cette préparation en vous coiffant.*

***Pour des cheveux bruns** qui commencent à prendre quelques fils blancs, additionnez l'effet des feuilles de sauge et celui des baies de sureau, qui sont mûres en été. Préparez deux infusions séparées (comptez 25 g de chaque plante pour 50 cl d'eau). Faites tiédir les infusions, puis mélangez-les. Utilisez ce mélange en dernière eau de rinçage après votre shampooing.*

LA POUSSE ET LA CHUTE DES CHEVEUX

Accélérer la pousse des cheveux

Faites cuire 1 racine de bardane dans de l'eau bouillante. Égouttez-la et réduisez-la en purée. Frictionnez-vous quotidiennement le cuir chevelu avec cet onguent, pendant 1 semaine au moins.

Freiner la chute des cheveux

Ajoutez 3 gouttes d'huile essentielle de gingembre à la dernière eau de rinçage.

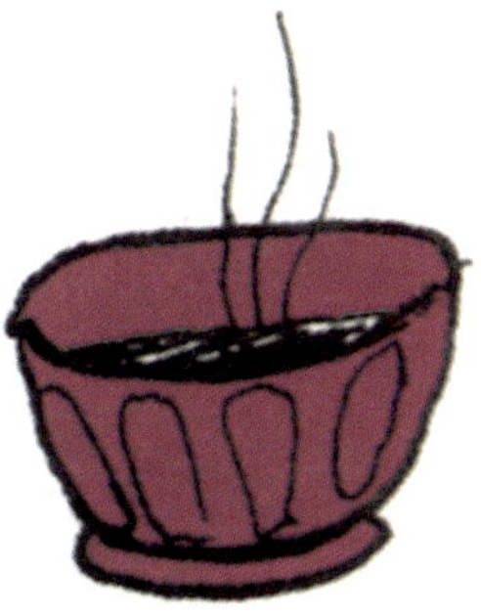

Lutter contre la chute des cheveux

Rien de plus désespérant que de constater tous les matins, au moment de se coiffer, que de nombreux cheveux se retrouvent dans la brosse. Il est alors temps d'agir contre la chute des cheveux. Mélangez 200 g de fleurs et de feuilles de capucine avec 50 cl d'alcool à 60°. Laissez reposer le mélange pendant 2 semaines.
Filtrez et massez-vous le cuir chevelu avec cette infusion.

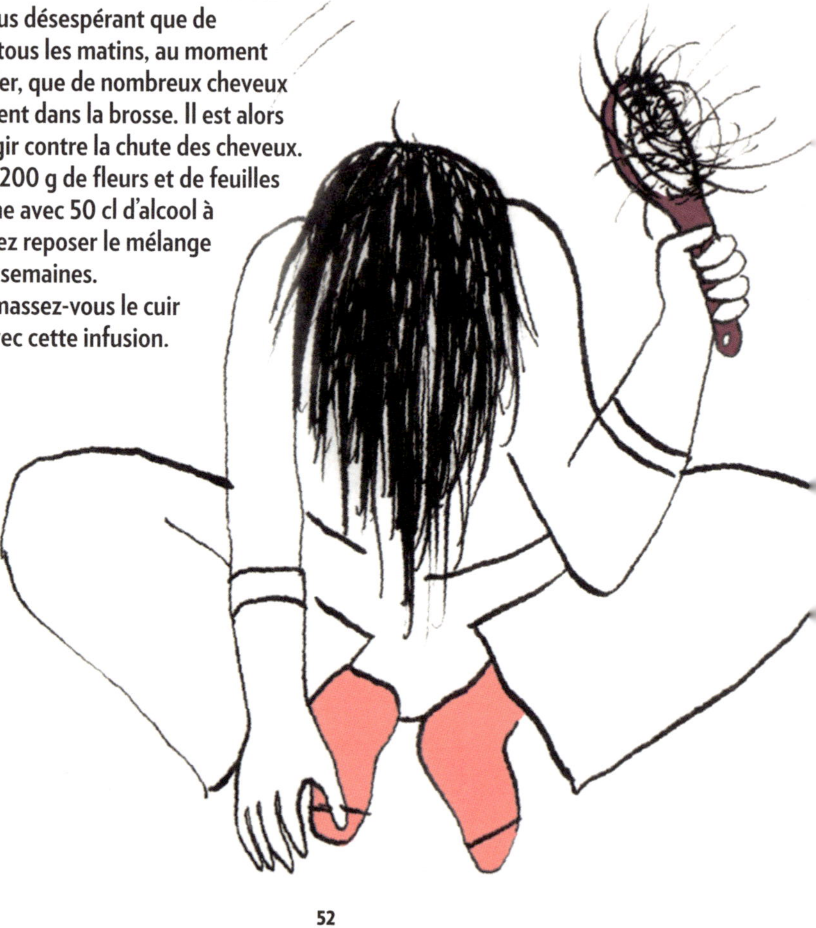

LUTTER CONTRE LES POUX

Shampooing antipoux

Faites préparer chez votre pharmacien un petit flacon de la solution suivante d'huiles essentielles naturelles : 4 gouttes de romarin, 4 gouttes de lavande, 4 gouttes d'origan, 4 gouttes d'eucalyptus. Mettez 20 gouttes de cette solution dans une bouteille de shampooing et lavez-vous les cheveux avec ce dernier normalement.

À bas les pellicules

Les orties, *riches en sels minéraux, sont souveraines contre les pellicules. Munissez-vous de gants et partez à la cueillette pour vous préparer une lotion à utiliser tous les jours. Voici la recette : effeuillez les tiges d'ortie et passez les feuilles à la centrifugeuse pour en extraire le jus. Mélangez 50 g de ce jus avec 2 cuillerées à soupe d'alcool à 90°. Remuez bien, filtrez et mettez en flacon. Agitez avant usage pour bien émulsionner. Cette lotion doit se conserver au réfrigérateur.*

Massez-vous le cuir chevelu *au moins une ou deux fois par semaine avec une poignée de sel fin marin. Cela stimule la circulation sanguine, peu active dans cette région du corps, et élimine peu à peu les pellicules. Ensuite, lavez-vous les cheveux comme à l'accoutumée.*

Après votre shampooing, *versez le contenu de 1 yaourt nature sur les cheveux. Massez doucement. Laissez agir 20 min au moins puis rincez. Effectué après chaque shampooing, ce traitement diminuera l'apparition de pellicules.*

COIFFAGE

Une permanente qui tient

Pour revigorer une permanente, vaporisez les cheveux d'eau et ébouriffez-les avec les doigts.

Cheveux « volume »

Sur des cheveux fins, trichez en appliquant une mousse « volume » et séchez-les la tête en bas, avec une brosse soufflante.

Comment remplacer le gel

- Si vous n'avez pas de gel pour discipliner vos cheveux, vous pouvez le remplacer par de la gélatine alimentaire dissoute dans de l'eau.
- La glycérine vendue en pharmacie est très efficace comme gel. Versez-en une noisette au creux de la main et lissez-vous les cheveux : les boucles tiendront bien mieux, brilleront et auront un joli aspect mouillé.
- Faites dissoudre 1 morceau de sucre dans un bol d'eau et lissez-vous les cheveux avec ce liquide. Ils seront peut-être un peu collants, mais pas plus qu'avec certains gels à fixation forte !

Impeccable, la coiffure

Si vous avez les cheveux longs, enveloppez-les après le shampooing dans une serviette ou un turban en microfibres qui absorbe rapidement l'humidité et divisez par deux le temps de séchage. Appliquez un démêlant en spray.

Cheveux raides

Si vos cheveux sont raides et que vous rêvez de boucles soyeuses, offrez-vous une brosse chauffante coiffante.

Le bon sèche-cheveux

Pour discipliner des cheveux très souples, employez un sèche-cheveux lisseur.

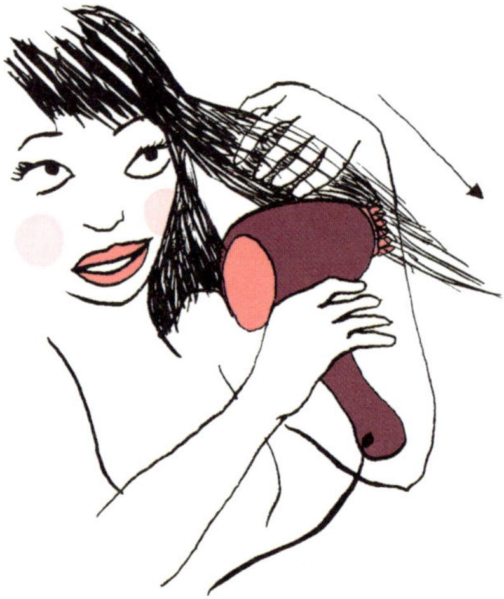

COUPE

La coupe : une affaire de lune

Pour que les cheveux épaississent, on conseillait jadis de les couper à la lune croissante. Pour qu'ils poussent plus vite, à la lune descendante.

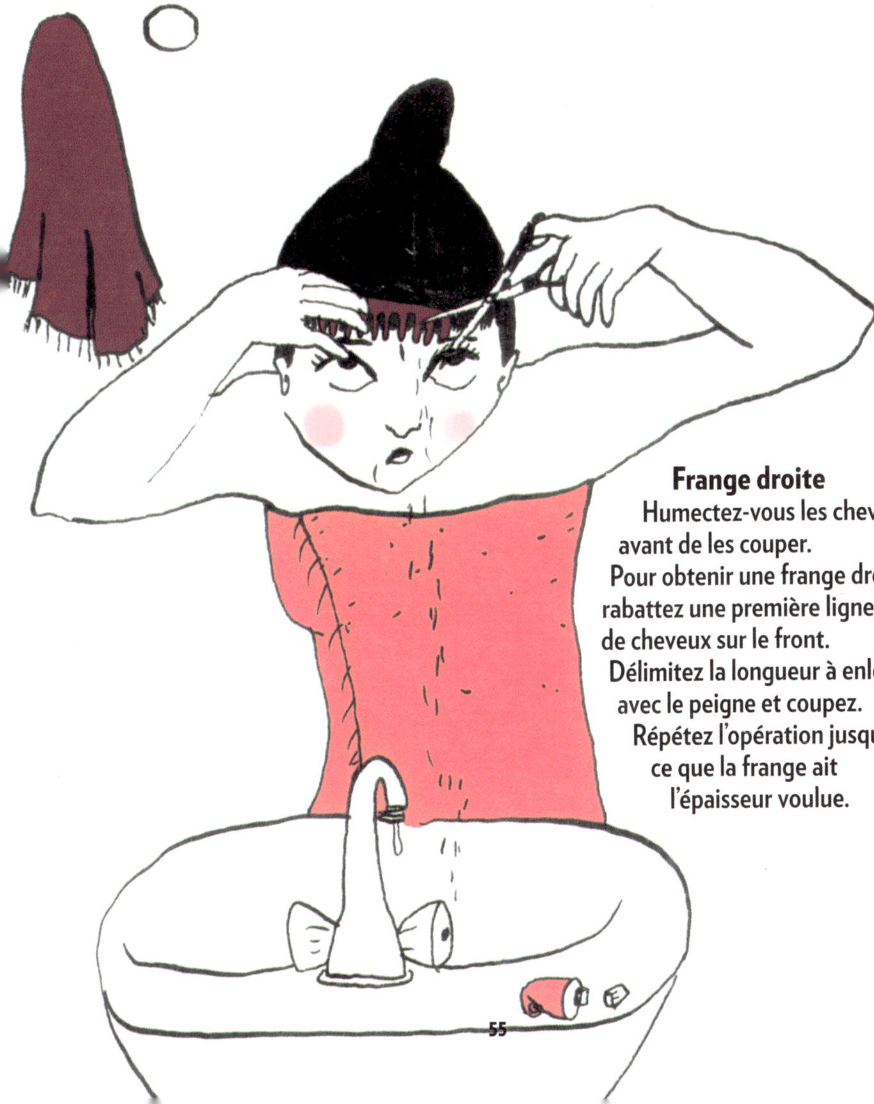

Frange droite

Humectez-vous les cheveux avant de les couper.

Pour obtenir une frange droite, rabattez une première ligne de cheveux sur le front.

Délimitez la longueur à enlever avec le peigne et coupez.

Répétez l'opération jusqu'à ce que la frange ait l'épaisseur voulue.

NETTOYER LES CHEVEUX

Retirer la peinture

Frottez-vous les cheveux doucement avec un coton trempé dans de l'huile d'olive.

Ôter du chewing-gum

Pour détacher du chewing-gum pris dans les cheveux, massez l'ensemble avec de l'huile, puis enlevez le chewing-gum avec les doigts ou un peigne. Ou encore, faites durcir le chewing-gum avec de la glace et retirez-le de la chevelure en le cassant. Effectuez ensuite un massage léger à l'huile.

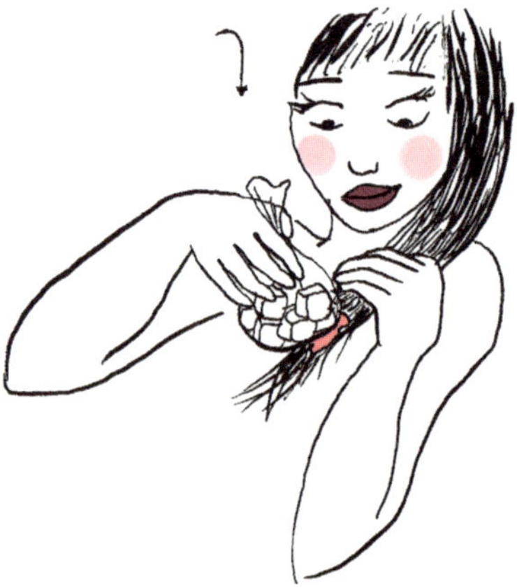

ENTRETENIR BROSSES, PEIGNES, FER À FRISER, CISEAUX

Un peigne propre

Dans une bassine, mélangez 50 cl d'eau chaude, 5 cl d'ammoniaque et 2 ou 3 gouttes de lessive liquide ou de shampooing. Mélangez bien. Plongez le peigne dans la bassine et laissez-le tremper pendant 10 min. Détachez la saleté grasse accrochée aux dents à l'aide d'une petite brosse à ongles dure ou d'une vieille brosse à dents. Pour le désinfecter, frottez-le avec un coton imbibé d'alcool à 90°. Rincez-le à l'eau chaude et laissez-le sécher à l'air libre.

Améliorer la durée de vie de sa brosse à cheveux

Pour que votre brosse à cheveux dure plus longtemps, pensez à la tremper de temps en temps dans de l'eau très vinaigrée. Cela augmentera la résistance de ses poils.

Nettoyer sa brosse

Retirez d'abord les cheveux accrochés aux poils de la brosse – c'est plus facile avec un peigne. Puis concoctez une solution de nettoyage économique et efficace en mélangeant 2 cuillerées à café de shampooing et 15 cl de vinaigre d'alcool blanc dans le lavabo rempli d'eau tiède. Laissez tremper la brosse pendant plusieurs minutes. Passez un peigne à grosses dents entre les rangées de poils pour retirer les poussières et les cheveux restants. La solution aura commencé à dissoudre les résidus de sébum, de gel coiffant, de laque, etc. Terminez en frottant avec une brosse à ongles (faites-le sous l'eau, pour éviter les éclaboussures). Rincez à l'eau tiède et laissez sécher à l'air libre.

Soigner ses ciseaux

- Essuyez les lames après chaque usage avec un chiffon doux.
- Pulvérisez régulièrement sur les ciseaux une solution bactéricide (voir la préparation à faire soi-même à l'astuce : Un peigne propre), puis essuyez-les.
- Huilez le pivot avec de l'huile pour tondeuse. Rangez-les dans un endroit sec.

Nettoyer un fer à friser

S'il se met à fumer quand vous l'utilisez, il est temps de le nettoyer. Cela étant, il vaut mieux ne pas en arriver là et donc l'entretenir une fois par mois en moyenne. Assurez-vous qu'il a complètement refroidi. Imbibez un disque de coton d'alcool à 90° et frottez la partie cylindrique du fer. Si le résultat n'est pas parfait, mélangez 5 ou 6 cl d'eau chaude et 1 cuillerée à soupe d'adoucissant pour le linge dans un bol. Appliqué également avec du coton, l'adoucissant devrait dissoudre le résidu brûlé. En cas de dépôt réfractaire, frottez délicatement à l'aide d'une brosse métallique. Ensuite, essuyez le fer avec un chiffon humide, puis séchez-le. Nettoyez les rouleaux chauffants, fers à cranter et fer à défriser de la même manière.

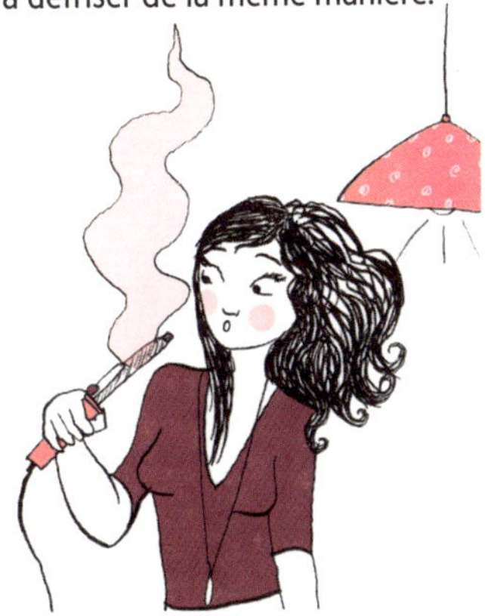

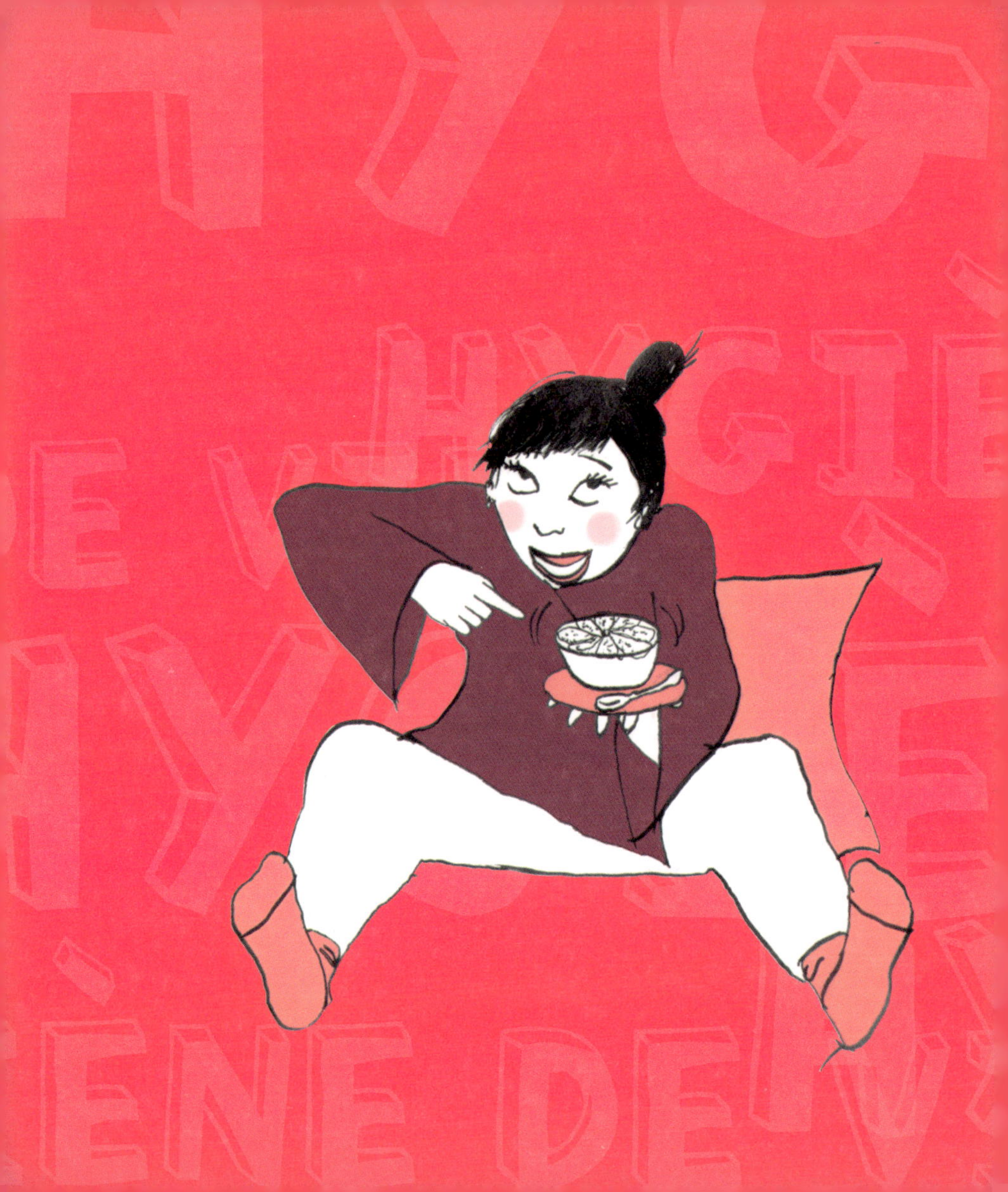

HYGIÈNE DE VIE

RHUME

Avant le rhume

Pour soulager la sécheresse des muqueuses qui annonce le rhume, faites dissoudre 2 cuillerées à soupe de sel dans 1 litre d'eau chaude ; inhalez la solution ou mettez quelques gouttes dans chaque narines plusieurs fois par jour avec un compte-gouttes.

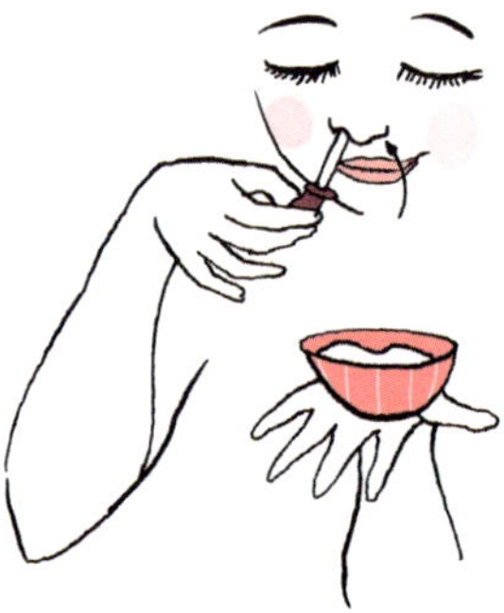

Nez rouge

Si le froid rend votre nez tout rouge, tamponnez-le avec un coton imbibé d'un mélange de 4 cl d'eau de rose, 4 cl de fleur d'oranger et 4 g de borax. Cette lotion protégera votre nez des rigueurs de l'hiver.

Éviter la congestion nasale

La congestion nasale, au début d'un rhume, vous obstrue les narines, et vous respirez par la bouche. Si l'air de la pièce où vous êtes est sec, votre gorge va se dessécher et vous faire rapidement souffrir.
Pour éviter cela, humidifiez l'air en plaçant sur le radiateur du chauffage central un humidificateur rempli d'eau, ou en utilisant un humidificateur électrique, plus onéreux et pas forcément plus efficace.

Désinfecter les voies aériennes

Pour déboucher le nez et désinfecter les voies aériennes, faites des inhalations à base d'eucalyptus et de thym. Mettez 1 pincée de thym et 1 pincée d'eucalyptus frais dans 1 bol d'eau bouillante (ou quelques gouttes d'huile essentielle). Restez la tête au-dessus du bol pendant 10 min au moins en essayant de respirer à fond.

Nez qui coule

Nettoyez-vous le nez avec de l'eau salée. Faites dissoudre 1,5 g de gros sel marin dans 1 verre d'eau distillée ou d'eau minérale tiède. Mouchez-vous puis instillez le liquide dans chaque narine avec un compte-gouttes.

Lutter contre le début de rhume

Faites une cure de thym, de citron et de sureau. Le thym désinfecte, le citron apporte de la vitamine C, et le sureau aide à éliminer les toxines. Préparez-vous 1 litre d'infusion avec 1 poignée de thym, 1 rondelle de citron et 1 bonne pincée de fleurs de sureau. Sucrez si vous le voulez avec du miel et buvez de cette tisane, chaude ou froide, tout au long de la journée.

Infusion de menthe

Une infusion de menthe forte produit un effet décongestionnant. Versez 50 cl d'eau bouillante sur 15 g de feuilles de menthe, laissez infuser de 5 à 20 min. Ajoutez éventuellement un peu de miel pour adoucir la gorge.

Nez bouché

À l'instar de nos ancêtres, qui prisaient le tabac sur le revers de leur main, fabriquez-vous une poudre odorante que vous inhalerez plusieurs fois par jour pour vous dégager le nez. Pilez ou passez au mixeur des feuilles séchées de basilic et de bétoine (en vente en herboristerie).

Bouillon décongestionnant

Un bol de bouillon a un effet décongestionnant certain ; en outre, l'eau et le sel qu'il contient agissent contre la déshydratation.

TOUX

De la violette pour adoucir

Laissez infuser 20 g de fleurs séchées de violette dans 1 litre d'eau bouillante. Buvez 1 tasse de cette tisane chaque soir sans oublier de la sucrer avec du miel. Elle adoucira votre gorge.

Du miel pour soulager

Mettez un peu de miel sous votre langue, ce remède soulagera votre méchante quinte de toux.

Du poireau pour calmer la toux sèche

Faites-vous un sirop de poireau. Laissez cuire 150 g de feuilles de poireau dans 1 litre d'eau pendant 30 min. Égouttez. Ajoutez au jus de cuisson la même quantité de miel ou de sucre. Mettez en bouteille. Buvez-en 2 cuillerées à soupe au moment des quintes de toux.

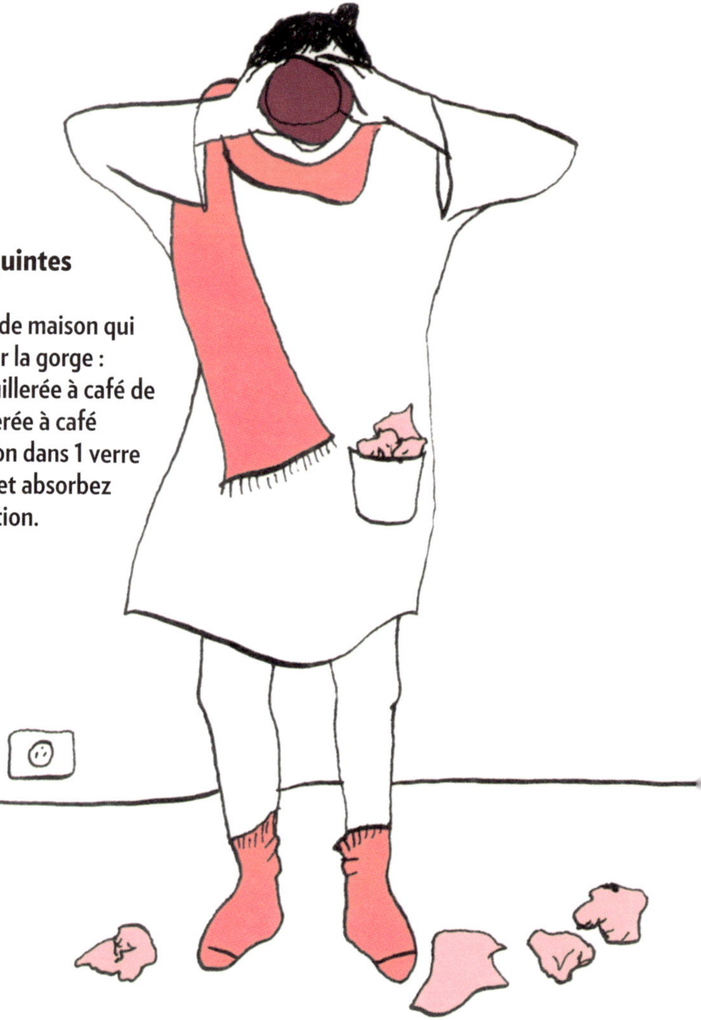

Contre les quintes de toux

Voici un remède maison qui aide à dégager la gorge : mélangez 1 cuillerée à café de miel et 1 cuillerée à café de jus de citron dans 1 verre d'eau chaude et absorbez cette préparation.

Des agrumes pour bien dormir
Ébouillantez des quartiers d'orange avec de l'eau. Ajoutez du jus de citron et du miel, vous obtiendrez une boisson adoucissante à boire avant d'aller vous coucher.

Le radis noir contre les toux sèches
Coupez 1 radis noir en tranches fines sans l'éplucher. Mettez les tranches dans une passoire avec un saladier en dessous. Saupoudrez-les de sucre en poudre (il faut le même poids de sucre que de radis). Laissez dégorger pendant 2 h. Recueillez le jus obtenu et mettez-le en flacon. Prenez 2 cuillerées à soupe de ce sirop pendant les quintes de toux.

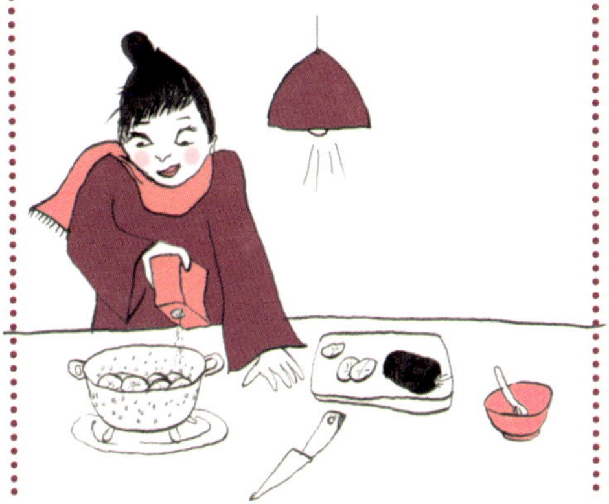

MAL DE GORGE

Calmer l'inflammation
Pour soulager le mal de gorge et diminuer l'inflammation, faites toutes les 2 h un gargarisme à l'eau salée (1/4 de cuillerée à café de sel dans 25 cl d'eau).

Soulager le mal de gorge
Badigeonnez-vous le fond de la gorge avec un grand Coton-Tige trempé dans du bleu de méthylène, que vous trouverez en pharmacie.

ANGINE

Gorge irritée
Vous toussez et votre gorge est irritée. Préparez-vous une infusion adoucissante à base de miel, de citron et de clous de girofle.

Sinapisme au poireau
Essayez le cataplasme de poireau copieusement poivré. Appliquez sur votre gorge une large compresse recouverte d'une bonne couche de poireaux cuits encore tièdes. Faites tenir avec un foulard et laissez agir pendant 10 min.

Boisson glacée calmante

Pour calmer la douleur, préparez une boisson glacée au miel et au citron : recueillez le jus de 1 citron dans 1/2 verre d'eau et ajoutez 1 cuillerée à soupe de miel et quelques glaçons ; remuez bien et buvez avec une paille.

Des muqueuses toujours humides

Lorsque vous avez une angine, hydratez-vous en permanence en buvant abondamment des boissons non alcoolisées et vaporisez de l'eau dans votre chambre.

FIÈVRE

Le saule contre la fièvre

Faites macérer 50 g d'écorce de saule pendant 4 jours dans 1 litre de vin blanc. Filtrez et conservez la décoction au réfrigérateur dans une bouteille bouchée. Buvez 1 verre le matin et un autre le soir en cas de fièvre.

Torticolis

Si vous sentez *venir le torticolis, haussez les épaules plusieurs fois.*

Pour soulager, *portez une minerve en plastique souple pendant 48 h ; à défaut, enroulez-vous une serviette-éponge autour du cou. Une bouillotte chaude et de l'aspirine aident à calmer les douleurs causées par le torticolis.*

En lisant ou en regardant *la télévision, posez un coussinet de laine derrière votre nuque, cela vous évitera un torticolis.*

Pour soulager le torticolis, *pétrissez-vous du bout des doigts le bas du cou, du lobe de l'oreille à l'épaule. Massez doucement le long des vertèbres.*

Faites des mouvements *de gymnastique pour le cou : debout ou assis bien droit, bras relâchés, ou bien allongé sur le dos, genoux pliés, tournez lentement la tête vers la droite, aussi loin que vous le pouvez sans ressentir de gêne, et restez ainsi pendant 5 s. Faites de même du côté gauche. Recommencez cinq fois.*

Avant que le torticolis ne s'installe, prenez une douche très chaude et gardez la nuque sous le jet de 10 à 15 min.

BRONCHITE

Enrayer la bronchite

Le cataplasme à la moutarde et au lin, que l'on trouve en pharmacie, est un vieux remède encore très répandu. Appliquez-le sur la poitrine, laissez agir de 10 à 20 min, jusqu'à ce que l'effet répulsif se produise. Ça brûle, mais c'est radical.

MAUX DE BOUCHE

Soigner les aphtes

Pour faire disparaître un aphte, tamponnez-le avec un Coton-Tige imbibé d'alcool à 90°.

Gencives douloureuses

Préparez une infusion de feuilles de menthe fraîche et d'ortie. Puis passez cette préparation sur les endroits douloureux.

BOUTON DE FIÈVRE

Faire disparaître un bouton de fièvre

Appliquez une poche de glace directement sur le bouton pendant une petite heure. Au bout de 24 à 48 h, le bouton aura disparu.

Prévenir un bouton de fièvre

• Dès que vous ressentez les premiers picotements qui précèdent le bouton de fièvre, coupez en deux une gousse d'ail et frottez-en la zone concernée. L'odeur n'est pas très agréable, mais c'est efficace.
• Préparez et buvez sans tarder l'infusion suivante : 1 pincée de sauge, 1 pincée de mélisse, 2 pincées de verveine dans 1 litre d'eau. Cette tisane va stopper le bouton de fièvre.

OREILLES

Bouchon de cérumen

Pour éliminer un bouchon de cérumen, instillez dans le conduit auditif quelques gouttes d'huile d'amandes douces tiédie au bain-marie.

Insecte dans l'oreille

Pour faire sortir un insecte de votre oreille, attirez-le en mettant une torche électrique à l'entrée du conduit.
Ou encore, versez lentement de l'eau minérale tiédie ou de l'huile d'amandes douces dans l'oreille.

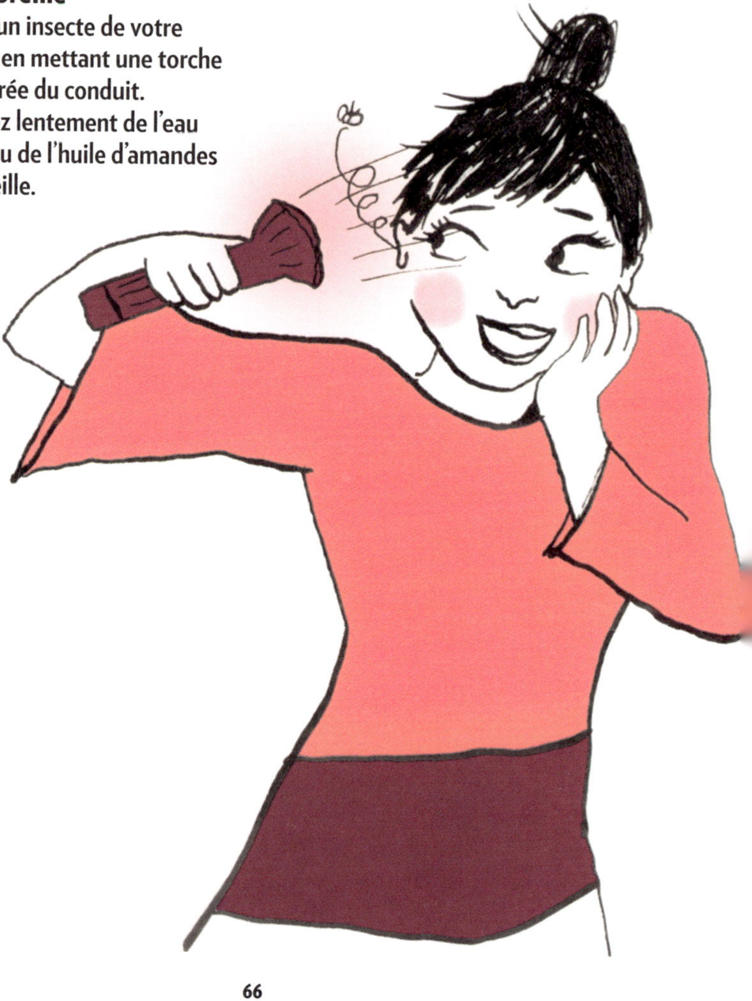

Mal de dents

Si la douleur est faible, *prenez de l'aspirine ou un succédané. Rincez-vous la bouche de temps à autre avec de l'eau tiède additionnée de bicarbonate de soude. Vous pouvez aussi utiliser de l'eau très froide, ou très chaude, et salée (1 cuillerée à café de sel dans 1 verre d'eau), que vous garderez pendant 5 min au moins dans la bouche.*

Mettez de la glace *entre le pouce et l'index de la main située du côté de la douleur. (On ne sait pourquoi, ça peut soulager. C'est à cet endroit que les acupuncteurs piquent leurs aiguilles pour soulager des maux de dents.) Mais même si la douleur disparaît, prenez rendez-vous chez le dentiste dès que possible.*

Pour soulager temporairement *un mal de dents, préparez une infusion de 2 pincées de thym, 2 pincées d'eucalyptus et 2 pétales de roses. Faites quelques bains de bouche avec cette infusion tiède.*

Si malheureusement *vous avez un abcès, vous devez aller rapidement chez votre dentiste. Mais, en attendant, pour soulager la douleur, faites ramollir une figue sèche dans du lait bouillant et appliquez-la sur l'abcès.*

Imbibez un petit morceau *de coton stérile d'huile de clou de girofle, ou faites une pâte avec des clous de girofle en poudre et de l'eau. Placez le coton ou la pâte dans la carie ou sur la dent. Attention, un clou de girofle entier risque de vous piquer les joues et la langue !*

Si vous avez *un début de rage de dents, buvez un liquide très chaud ; si la douleur est plus ancienne, buvez un liquide glacé.*

Pour soulager temporairement *une enflure ou une irritation des gencives, mangez du sorbet à l'ananas. C'est bon au goût, et le sorbet, agissant comme une compresse froide, réduit l'enflure. On dit même que l'ananas a des propriétés curatives.*

SAIGNEMENTS DE NEZ

La méthode classique
Il suffit souvent pour les arrêter de s'asseoir, la tête légèrement penchée en avant, et de se pincer les narines pendant 10 min. Vous pouvez aussi appliquer des compresses froides ou un sac de glace à l'arrière du cou pour faire se contracter les vaisseaux.

Du métal
Saignement de nez ? Appliquez sur la nuque une clé en métal de grande taille et bien froide.

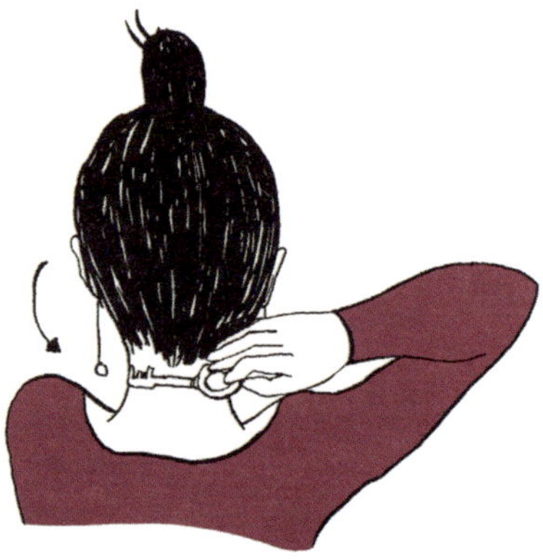

De la glace
Si celui-ci dure depuis 20 min, maintenez une vessie de glace sur le front et l'arête du nez, tout en continuant à vous pincer les narines.

De la gaze
Obturez la narine qui saigne avec de la gaze stérile de 50 min à 1 h.

CIRCULATION DU SANG

Le vin d'amour-en-cage
L'alkékenge – ou amour-en-cage – est utilisée depuis l'Antiquité pour soulager les problèmes circulatoires, les rhumatismes et les œdèmes. Laissez macérer 30 g de feuilles, de tiges et de baies fraîches d'alkékenge récoltées en automne dans 1 litre de bon vin blanc sec pendant 10 jours, en remuant de temps en temps. Filtrez et mettez en bouteille. Buvez la valeur d'un verre à liqueur tous les matins pendant 10 jours.

Jambes lourdes

Surélevez votre lit afin de dormir en ayant toujours les pieds plus hauts que la tête. Prenez l'habitude de placer un dictionnaire, un annuaire ou un gros livre sous vos pieds lorsque vous êtes en position assise. Si vous le pouvez, faites le poirier pendant quelques minutes chaque jour.

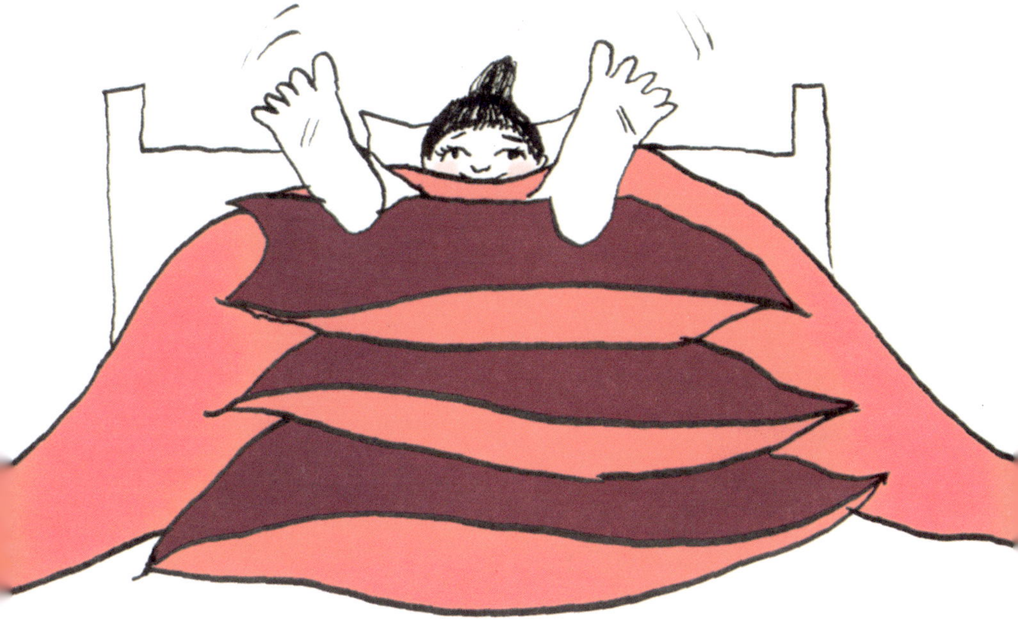

Jambes fatiguées

Vous avez piétiné ou êtes restée trop longtemps debout, et vos jambes n'en peuvent plus ? Effectuez un massage relaxant de la pointe des pieds en remontant vers les genoux. Si vous employez une huile d'olive ou d'amandes douces additionnée de quelques gouttes d'essence de romarin, de lavande, de thuya ou de cyprès, ce massage n'en sera que plus bénéfique. Terminez par une petite douche froide sur les jambes, toujours des pieds vers les genoux, puis allongez-vous avec les pieds surélevés pendant quelques minutes.

Halte au hoquet

Pour mettre fin au hoquet, *retenez votre souffle aussi longtemps que vous le pouvez, puis exhalez lentement. Des respirations lentes et profondes sont également efficaces.*

Mastiquez lentement *1 cuillerée à café de sucre en poudre, et votre hoquet cessera.*

Allongez-vous sur le dos*, bouche ouverte, en tirant le plus possible la tête en arrière.*

Tenez-vous debout devant *un miroir et faites des inspirations brèves et superficielles. Glissez un manche de cuillère froid dans votre bouche et restez en contact avec la luette, au fond de la gorge, jusqu'à ce que le hoquet cesse.*

Demandez à quelqu'un *d'appuyer doucement sur les saillies situées en avant du conduit auditif pendant que vous buvez un verre d'eau. Le hoquet devrait céder dans la minute.*

ENTORSE, FOULURE, FRACTURE

Carton ondulé pour attelle

Un magazine ou du carton ondulé conviennent très bien comme attelles, surtout pour l'avant-bras chez l'adulte (ensuite maintenu contre la poitrine). Placez-les en gouttière autour du membre blessé et maintenez-les avec des bandes de tissu, du chatterton ou même de la ficelle.

Attelle de fortune pour membres inférieurs

Rouleaux de carton, lattes de bois, manches à balai, bâtons de ski (rembourrés de tissu, voire d'herbe), et même des objets mous, comme des oreillers ou des couvertures, feront l'affaire pour servir d'attelle sur un membre inférieur. Mais veillez à ce que les articulations de part et d'autre de la fracture soient comprises dans l'immobilisation (genou et hanche pour la cuisse...). Fixez ces attelles de fortune avec des liens préalablement glissés sous les creux naturels (plis du genou et de la cheville), et répartis ensuite (aucun à l'endroit même de la fracture). S'il faut soulever la jambe, le faire prudemment en la soutenant au moins en deux points. Si vous n'avez qu'une seule attelle, placez-la sur le côté externe du membre blessé attaché au valide. En cas de fracture ouverte, enveloppez la plaie avec un linge parfaitement propre. Dès que vous le pouvez, appelez les secours médicaux.

Vinaigre contre entorse

Si, au bout de 24 h, la glace ne semble pas soulager la douleur provoquée par une entorse ou une foulure, appliquez des compresses de vinaigre chaud.

Doigt cassé

En cas d'urgence, un bâtonnet d'Esquimau attaché avec de l'adhésif peut maintenir un doigt cassé.

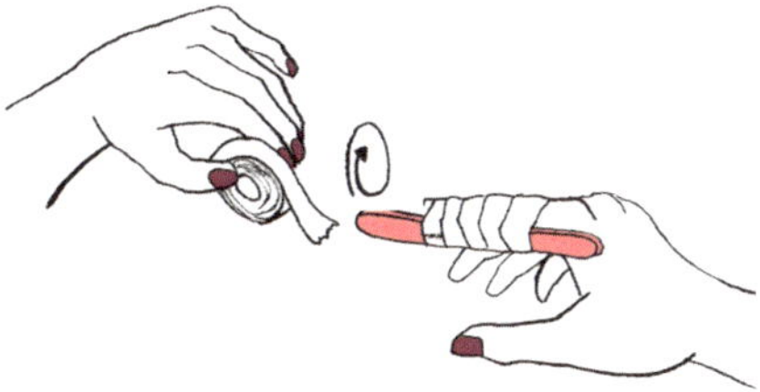

Entorse et foulure

Pour réduire la douleur et l'enflure qui accompagnent entorses et foulures, appliquez de la glace. Soutenez la région blessée avec un bandage et, autant que possible, ne vous servez pas du membre pendant 1 ou 2 jours.

Membre plâtré

Pour soulager les démangeaisons sous un plâtre, soufflez-y de l'air ou du talc pour bébés avec un sèche-cheveux. N'y introduisez pas un crayon ou un cintre : la peau est très sensible et s'infecte rapidement.

ANXIÉTÉ

Chaleur apaisante

Si vous vous sentez très contracté, mettez-vous au lit avec une bouillotte chaude sous les genoux.

Passiflore calmante

L'infusion de passiflore est conseillée au coucher à tous les surmenés et à tous les anxieux (comptez 30 g de fleurs pour 1 litre d'eau). Elle peut être éventuellement mélangée avec de l'aubépine, une autre plante calmante.

NAUSÉES

Le cola reconstituant

En cas de nausée, buvez tout simplement une boisson au cola bien glacée.

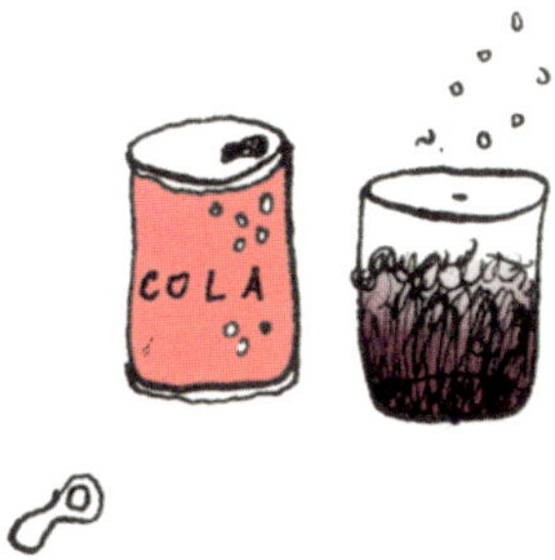

Durant la grossesse

Les femmes enceintes souffrent souvent de nausées. Pour essayer de les enrayer, prenez 30 min avant chaque repas et avant le coucher un petit verre d'eau tiède additionnée du jus de 1/2 citron, de 1 pincée de gingembre en poudre et de 1 cuillerée à soupe de miel.

Pas de malaise

Si vous êtes sujette aux malaises, en particulier dans les transports, ayez toujours sur vous un petit flacon d'alcool de menthe ou d'eau de mélisse. Quelques gouttes sur un sucre vous aideront à conserver vos esprits.

CONTRE LES ECCHYMOSES

Éviter les bleus

Vous venez de vous cogner, cela vous fait mal, et vous aurez bientôt un bleu. Pour vous soulager et éviter le bleu, appliquez un peu de margarine à l'endroit où vous vous êtes cognée.

Le froid contre la douleur

Pour faire un enveloppement froid, mettez dans un sac en plastique des glaçons et de l'eau ou, mieux, si vous le pouvez, de la glace pilée. Placez une serviette entre la région à refroidir et le sac contenant la glace. Il existe en pharmacie des sacs renfermant des produits chimiques qui dégagent du froid lorsqu'ils sont mélangés ; ce système est onéreux mais très pratique, surtout en voyage.

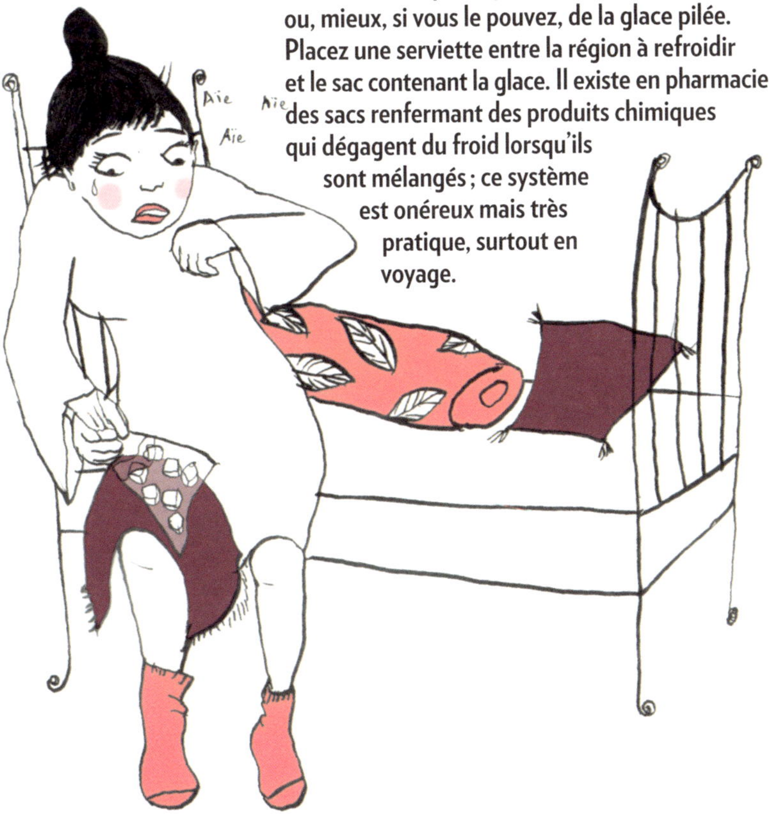

Soulager rapidement
Pour réduire la douleur de l'enflure, posez immédiatement de la glace durant plusieurs minutes sur l'ecchymose. Surélevez la région atteinte autant que vous le pouvez.

CRAMPES

Crampe à l'effort
En mer, faites la planche et étirez la jambe atteinte en ramenant le plus possible les orteils vers vous. Tenez la position en comptant lentement jusqu'à 30, puis relâchez. Recommencez jusqu'à disparition de la crampe.

Une crampe nocturne
Si vous êtes réveillé par une crampe douloureuse à la jambe, essayez d'abord de plier les orteils, puis le pied. Ou pliez le genou, attrapez vos orteils et ramenez-les vers vous tout en poussant votre talon en avant. Si cela vous soulage partiellement, massez-vous la voûte plantaire en appuyant assez fortement. Si c'est une crampe au mollet, allongez la jambe et relevez le pied le plus possible ; ou posez les orteils sur le sol et abaissez doucement le talon.

Massages anti-crampe
Massez-vous avec de l'huile de camomille si vous avez des crampes ou des rhumatismes.

Remèdes populaires
En voici deux ; aussi étonnants soient-ils, essayez-les : placez un morceau de savon de Marseille sous le matelas de votre lit ou cachez un fer à cheval sous votre matelas.

INSOMNIE

Endormissement difficile
Vous avez du mal à trouver le sommeil ? Buvez chaque soir 1 cuillerée à café d'eau de fleur d'oranger dans 1 verre d'eau bouillante très sucrée.

Massage soporifique
Si vous ne parvenez pas à vous endormir, massez-vous le cuir chevelu du bout des doigts. C'est une technique simple mais très efficace.

Laitue du soir
Pour passer une bonne nuit, préparez-vous une infusion de laitue. Faites infuser 75 g de feuilles de laitue dans 1 litre d'eau. Prenez-en 1 tasse avant de vous endormir.

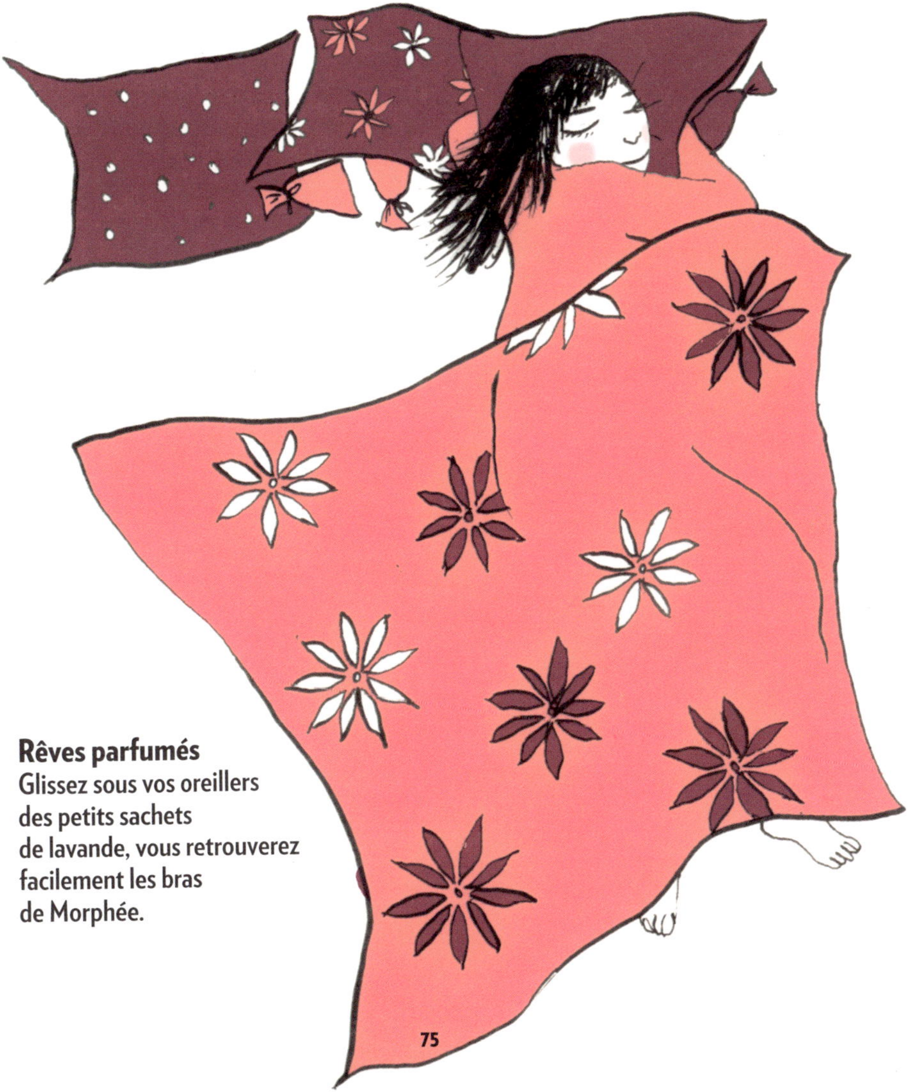

Rêves parfumés
Glissez sous vos oreillers des petits sachets de lavande, vous retrouverez facilement les bras de Morphée.

Tout savoir sur les pansements

***Pour faire durer** et mieux adhérer le ruban adhésif, frottez un pain de savon humide sur les bords. En séchant, le savon fait durcir le ruban et augmente son adhérence.*

***Pour retirer un pansement** sans difficulté, appliquez une compresse chaude ou une boule d'ouate imbibée d'huile végétale dessus.*

***Si votre plaie doit** rester sèche, dirigez le jet d'air chaud d'un sèche-cheveux pendant quelques secondes sur le ruban pour ramollir l'adhésif et enlever le pansement facilement.*

AÉROPHAGIE

Boisson ventre plat

Après chaque repas, passez au mixeur 50 g de coing, 50 g de persil et 50 g de chou chinois. Versez dans un grand verre et buvez ! Vos flatulences ne seront plus qu'un mauvais souvenir.

Chaleur et massages

Massez-vous doucement l'abdomen et mettez une bouillotte chaude à l'endroit du malaise. Marchez de 15 à 20 min.

DIGESTION

Halte aux maux d'estomac

Un truc tout simple pour lutter contre les maux d'estomac après le repas : manger 1 pamplemousse.

Repas trop copieux

Si vous avez la sensation d'avoir trop mangé, mettez-vous un tampon froid sur l'oreille. Ce faisant, vous stimulez un nerf qui, de l'oreille, descend dans le tube digestif, et vous réduisez du même coup la sensation de ballonnement.

Digestif maison

Laissez macérer pendant 1 semaine 80 g de camomille séchée dans 1 litre de très bon vin blanc. Filtrez et mettez dans une bouteille. À prendre après le repas pour faciliter la digestion (comptez la valeur d'un verre à liqueur).

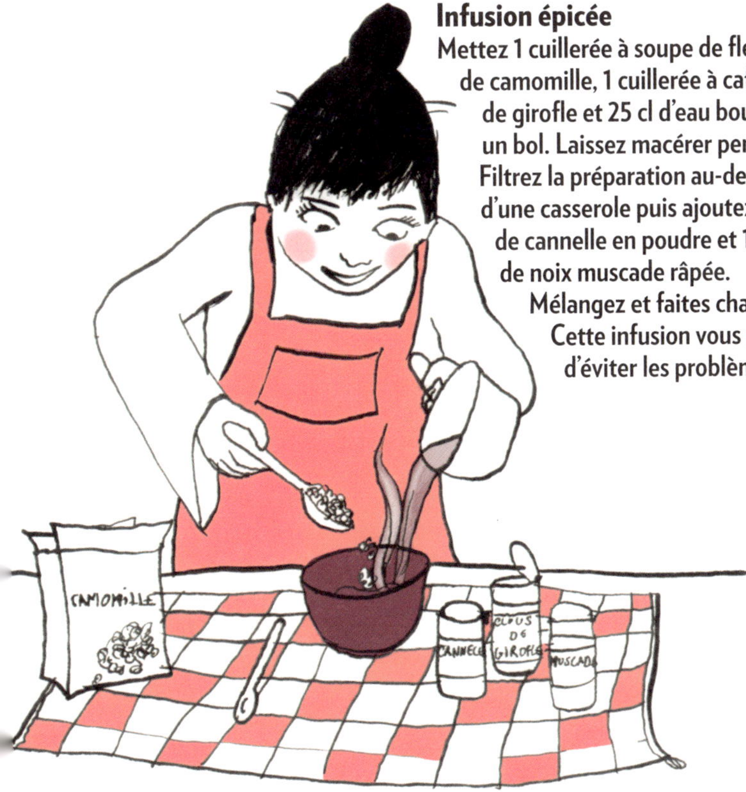

Infusion épicée

Mettez 1 cuillerée à soupe de fleurs de camomille, 1 cuillerée à café de clous de girofle et 25 cl d'eau bouillante dans un bol. Laissez macérer pendant 15 min. Filtrez la préparation au-dessus d'une casserole puis ajoutez 1 cuillerée à café de cannelle en poudre et 1 cuillerée à café de noix muscade râpée.

Mélangez et faites chauffer à feu doux. Cette infusion vous permettra d'éviter les problèmes de digestion.

Le thym souverain

Pour bien digérer et éviter les crises de foie, les nausées et les gargouillements, prenez une tisane de branches de thym infusées pendant quelques minutes dans une eau frémissante.

Précieuse camomille

La camomille était autrefois considérée comme une panacée. Prenez-en en infusion en cas de digestion difficile ou d'insomnie.

Lutter contre le mal des transports

Préparez un mélange *de 10 cl d'huile de cuisine, 2,5 ml d'huile essentielle de citron, 1 ml d'huile essentielle de basilic et 1 ml d'huile essentielle de lavande. Avant le départ, massez-vous les tempes avec cette préparation.*

Remplacez les médicaments *contre le mal des transports par des bonbons au gingembre. Ils n'ont pas les effets secondaires désagréables des premiers (somnolence, bouche sèche, vision brouillée).*

Il y a des sons *dans les véhicules qui perturbent notre oreille interne et troublent l'équilibre, ce qui entraîne les nausées. Pour éviter cela, mettez des boules Quies.*

Le mal des transports *est souvent dû au manque d'air et aux odeurs de renfermé. Emportez du persil et de la menthe, humez-les lorsque vous sentez la nausée monter.*

Il paraît que le pop-corn *calme les nausées ; 1 h avant votre départ, mangez-en une bonne assiette.*

Essayez de ne pas manger *avant un voyage ; ou bien sinon mangez des fruits secs, sucez de la réglisse ou 1/2 citron. L'acidité de ces aliments vous aidera à lutter contre les nausées.*

TRANSIT

Intestin paresseux

Buvez à jeun en vous levant 1 verre d'eau tiède additionné de 1 pincée de sel marin et du jus de 1 citron. Le soir au coucher, mangez 5 pruneaux ou 4 figues sèches.

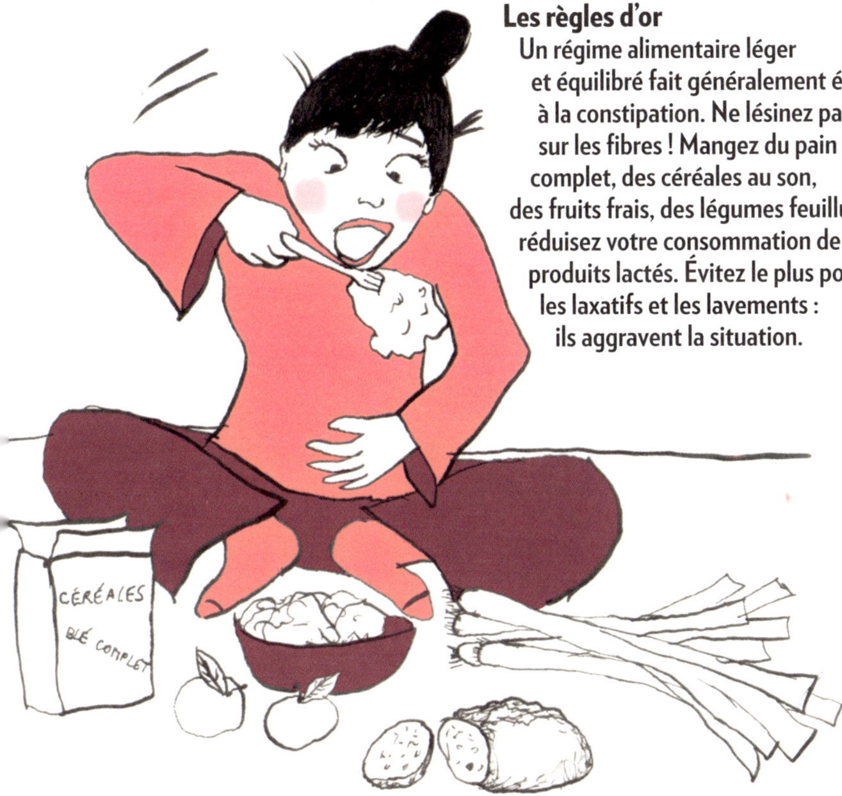

Les règles d'or

Un régime alimentaire léger et équilibré fait généralement échec à la constipation. Ne lésinez pas sur les fibres ! Mangez du pain complet, des céréales au son, des fruits frais, des légumes feuillus ; réduisez votre consommation de produits lactés. Évitez le plus possible les laxatifs et les lavements : ils aggravent la situation.

Fruits antidiarrhéiques

En pâte, en compote ou en gelée, le coing est recommandé, ainsi que les nèfles bien mûres et les myrtilles. Buvez aussi des infusions de pelures de pomme.

EFFET DIURÉTIQUE

Buvez, éliminez !

Faites bouillir 50 cl d'eau et jetez-y une bonne poignée de queues de cerise. Buvez-en régulièrement dans la journée (sauf le soir avant de vous coucher).

Plante diurétique

Lavez, rincez et séchez des racines de pissenlit. Faites-les brunir à four très chaud, puis réduisez-les en poudre que vous ferez infuser comme le café (1 cuillerée à café de poudre pour 1 tasse d'eau).

VERMIFUGE

Réveil aillé

Pendant quelques semaines le matin au réveil, passez 3 gousses d'ail cru au mixeur et versez cette pulpe dans 1 bol de lait tiède et sucré. Mélangez et buvez.

Exit les vers

Broyez 50 g de pépins de raisins secs au moulin à café, mélangez-les avec du miel jusqu'à obtenir une pâte onctueuse et prenez 1 cuillerée à café de ce remède tous les matins à jeun.

COUPURES

Pansement au miel

Pour soigner une coupure ou une brûlure, appliquez du miel à même la blessure. Le miel est un désinfectant naturel qui permet une cicatrisation rapide.

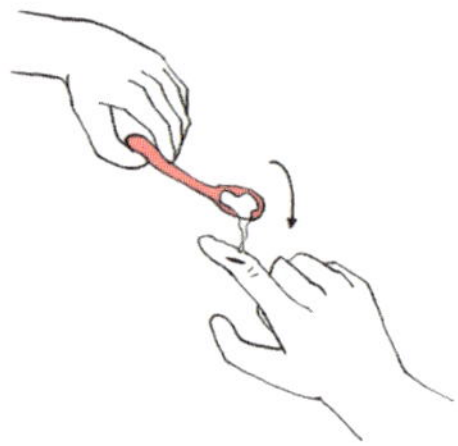

Faire cesser le saignement

Rincez une coupure à l'eau froide en appuyant fort. Si le saignement persiste, tamponnez avec un coton imbibé d'eau oxygénée. À défaut, utilisez du jus de citron ou une pâte faite de bicarbonate de soude et d'eau.

Antiseptiques naturels

Appliquez directement sur la plaie le suc de 1 feuille d'aloès : c'est un bon substitut aux antiseptiques habituels. Vous pouvez également utiliser de l'ail cru écrasé ou imbiber une compresse de jus d'ail : l'ail contient de l'allicine, un puissant bactéricide.

Cicatrisation express

Pour accélérer la cicatrisation d'une coupure légère, écrasez quelques feuilles de géranium sur un linge et appliquez-les directement sur la plaie.

PIQÛRES D'INSECTES

Antimoustiques

Pour traiter une piqûre de moustique douloureuse, lavez la région à l'eau savonneuse froide. Appliquez des compresses froides pour réduire l'enflure et un onguent anesthésiant pour calmer la démangeaison.

Piqûre d'aoûtat

Adoucissez la brûlure avec de l'éther, de l'alcool camphré, de l'alcool de menthe, de l'eau de Cologne, du vinaigre.

Repousser les aoûtats

Parfumez-vous avec de l'essence de citronnelle en insistant sur les parties sensibles (aines, aisselles, pieds, pliure des genoux...) avant de vous allonger dans l'herbe ou d'aller récolter les haricots verts.

Fleurs calmantes

Mettez des fleurs de pissenlit dans un flacon d'alcool à 60°. Laissez macérer pendant 1 semaine. Pour calmer toutes sortes de piqûres d'insectes, il vous suffira de frotter la peau avec cette préparation.

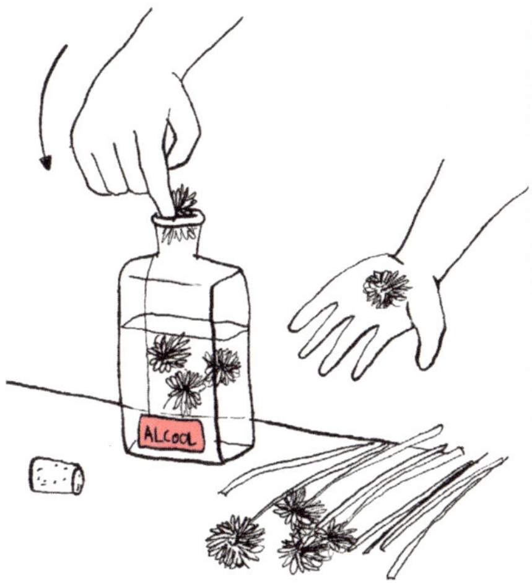

Enlever une tique

Pour détacher ce petit parasite qui s'accroche à la peau et suce le sang de sa victime, attrapez-le par la région buccale ou la têt le plus près possible de la peau, avec une pince à épiler. Tirez uniformément ; ne secouez pas, ne tordez pas et assurez-vous qu'aucune partie de l'insecte n'est restée dans la peau. Une fois la tique retirée, désinfectez la morsure avec de l'alcool et lavez-vous les mains à l'eau chaude et au savon. Pendant quelques jours, observez la plaie au cas où apparaîtraient des sign d'infection.

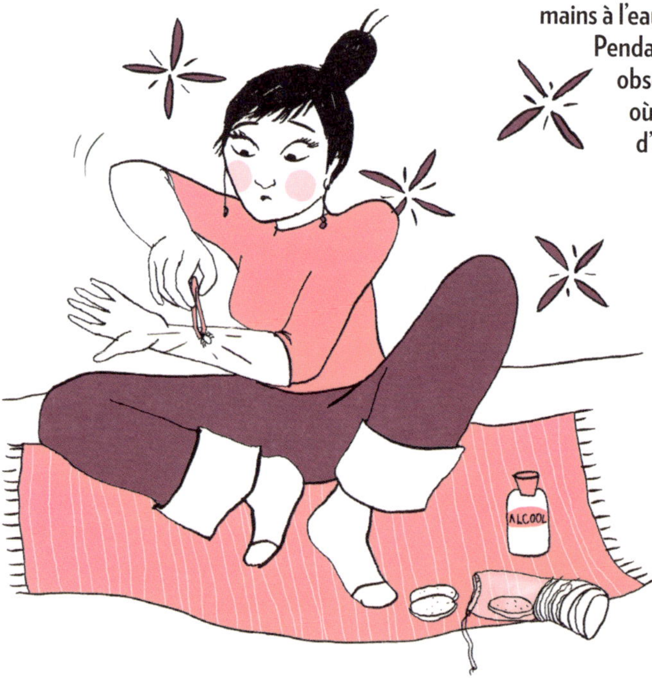

Piqûres d'abeille ou de guêpe

- La douleur est violente ? Frottez la peau avec du vinaigre, du jus de citron, un oignon coupé en deux ou une feuille de poireau fraîchement coupé.
- Surtout, n'écrasez pas le dard avec les doigts, le venin pénétrerait encore plus. Retirez-le au plus vite avec la pointe d'un couteau ou une pince à écharde. Pour soulager la douleur, le plus efficace est la teinture de calendula (le souci de nos jardins) : faites macérer pendant 1 semaine quelques fleurs de souci dans de l'alcool à 90°. Appliquez sur la piqûre.
- Préparez une pâte faite de bicarbonate de soude et de très peu d'eau. Elle soulagera la douleur ou l'inconfort provoqués par des piqûres de guêpe ou d'abeille.

Ôter une écharde sans douleur

***Si vous êtes sûr** d'avoir une écharde alors même que vous ne la voyez pas, collez un peu de ruban adhésif sur le point douloureux. Tirez-le vers le haut et les côtés pour dégager l'écharde. Le succès n'est pas garanti, mais il est fréquent.*

***Lorsque l'écharde** s'est complètement enfoncée dans la peau, anesthésiez la blessure avec de la glace, puis lavez bien la peau à l'eau savonneuse. Avec une aiguille stérilisée à la flamme, fendez la peau qui recouvre l'extrémité de l'écharde et soulevez-la. Retirez l'écharde avec une pince à épiler désinfectée ou vos ongles propres. Lavez de nouveau la plaie et couvrez-la d'un pansement stérile après l'avoir bien examinée. Si vous estimez qu'il est resté des fragments de l'écharde profondément enfoncés dans la peau, allez voir le médecin.*

***Utilisez une loupe** pour la localiser, placez 1 goutte d'alcool iodé pour la teinter, puis enlevez-la avec une pince à épiler. Nettoyez avec un antiseptique ou avec de l'eau et du savon de Marseille.*

***Trempez la peau** dans l'eau et séchez. Puis passez dessus de la colle blanche et posez doucement un petit morceau de gaze dessus et appuyez. Lorsque la colle est sèche, ôtez la gaze : elle devrait entraîner l'écharde.*

Si vous avez du mal à retirer une écharde, vous pouvez essayer le truc suivant : écrasez 2 rondelles de banane, appliquez cette purée sur l'écharde, recouvrez-la de papier absorbant et emballez le tout dans du film alimentaire. Fixez avec du sparadrap et laissez ce « pansement » toute une nuit. Le lendemain matin, l'écharde sera remontée, et vous pourrez l'enlever sans problème.

ÉPINES DE CACTUS

Retirer les épines

Malheureusement, vous avez mis vos mains sur un cactus. Vous avez mal, et il faut quand même enlever les épines. La première solution est d'utiliser une pince à épiler. Mais vous pouvez aussi essayer autre chose : allumez une bougie et laissez légèrement couler la cire là où sont plantés les épines, puis plongez très vite la main dans de l'eau froide. La cire va se solidifier et, lorsque vous la retirerez, les épines viendront avec.

MORSURE

Agir vite

Si vous vous êtes fait mordre par un chien, vous devez consulter très rapidement un médecin. Mais, en attendant, vous pouvez laver soigneusement la plaie avec de l'eau bouillie et appliquez sur la morsure un peu de jus de citron.

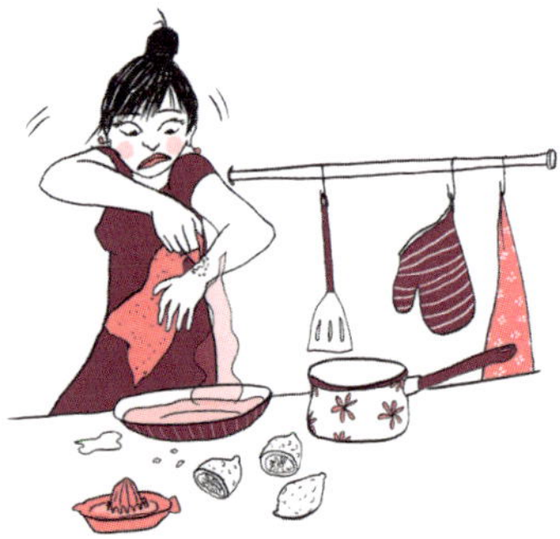

DÉMANGEAISONS

Soulager l'urticaire

Au moment des éruptions d'urticaire, écrasez quelques feuilles de chou sur les zones concernées. Vous serez apaisé en quelques minutes. Vous pouvez également frotter une tranche de pomme de terre crue salée sur la peau. Cela vous soulagera rapidement.

Lutter contre les démangeaisons

Si la peau n'est pas excoriée, *appliquez une lotion rafraîchissante faite de 1/2 verre d'eau, 1/2 verre d'alcool à 60° et 3 ou 4 gouttes d'alcool de menthe. Conservez-la dans une bouteille fermée et secouez bien avant usage.*

Versez 2 verres de flocons *d'avoine écrasés dans un bain tiède (attention en entrant dans la baignoire et en en sortant : elle sera extrêmement glissante). Restez dans le bain de 15 à 20 min et séchez-vous en tapotant doucement afin qu'une pellicule d'avoine reste sur votre peau.*

Placez un sachet de thé *humide ou une compresse froide d'hamamélis directement sur la zone piquée.*

Lorsque la peau est sèche, *se crevasse et démange, préparez un bain d'eau salée en ajoutant 1 verre de gros sel dans la baignoire (attention, le sel rend la baignoire glissante). Après le bain, passez-vous du suc de feuilles d'aloès fraîches sur la peau.*

Si vous vous êtes fait *piquer par des orties, frottez votre peau avec un coton imbibé d'alcool camphré.*

BRÛLURES

Coups de soleil

- Prenez un bain froid avec des flocons d'avoine, puis enduisez-vous d'une crème hydratante et apaisante. Appliquez des compresses froides de 10 à 15 min plusieurs fois par jour. Remettez de la crème.
- Enduisez les brûlures de fromage blanc. Vous serez rapidement soulagée.
- Appliquez sur votre peau de la pulpe de melon, de carotte, de céleri ou de concombre passée au mixeur.
- Par ses vertus anti-inflammatoires et cicatrisantes, le souci est parfait sur les coups de soleil. Placez 1 poignée de pétales de soucis fraîchement cueillis dans un récipient en verre et versez 25 cl d'huile d'olive ou d'amandes douces par-dessus. Bouchez et laissez macérer, de préférence au soleil, pendant 15 jours. Filtrez et mettez en flacon hermétique. Appliquez sur l'érythème ou le coup de soleil en massant.

Soulager une brûlure légère
Appliquez une tranche de pomme de terre ou de la fécule sur la partie brûlée. Tapotez mais ne frottez pas.

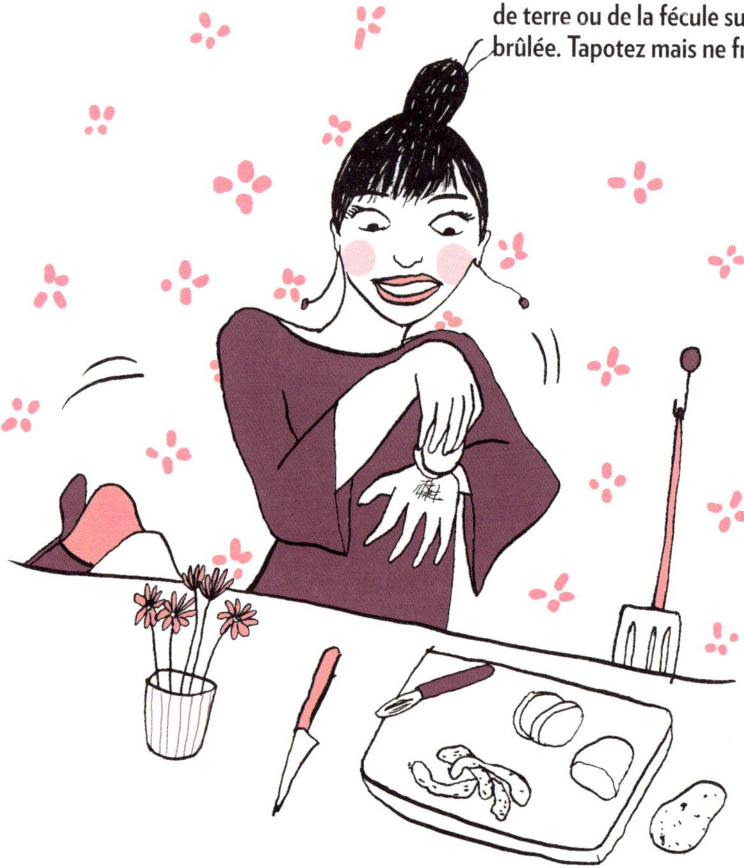

Huile de millepertuis

C'est en été que fleurit le millepertuis sauvage, utilisé depuis des siècle pour soigner les petits problèmes de peau grâce à ses vertus antiseptiques et cicatrisantes. Versez 1 litre d'huile d'olive sur 500 g de feuilles et de fleurs de millepertuis fraîches. Couvrez et laissez macérer, de préférence au soleil, pendant 15 jours. L'huile prendra alors une belle coloration rouge sombre. Filtrez et mettez en flacon hermétique. Appliquez sur les brûlures superficielles.

Les bienfaits du lis

Les pétales et le bulbe du lis royal, ou lis de la Madone, sont souverains sur les brûlures légères, les érythèmes solaires et les petites irritations de la peau. Préparez de l'huile ou un cataplasme : recueillez une poignée de pétales frais et laissez-les macérer dans 25 cl d'huile d'amandes douces pendant 15 jours. Filtrez et mettez en flacon. Autre solution : faites cuire dans du lait un bulbe de lis soigneusement nettoyé et débarrassé de sa première enveloppe. Réduisez-le en purée, laissez tiédir et appliquez en cataplasme sur la peau. Maintenez-le par une compresse et renouvelez-le trois fois par jour.

HÉMORROÏDES

Infusions calmantes

Lors d'une crise douloureuse, prenez des infusions de plantes comme le lamier blanc, la mauve ou le bouillon-blanc (molène).

Cryothérapie

Appliquez un linge trempé dans de l'eau froide ou de l'hamamélis infusé sur la zone douloureuse pendant 5 à 10 min. Pour soulager une crise violente, apposez une poche de glace.

Applications locales

Vous pouvez appliquer sur les hémorroïdes des cataplasmes de feuilles de molène (ou bouillon-blanc) cuites dans du lait ou des compresses trempées dans du jus de citron.

MIGRAINE

Soulager sans médicament

Une fois installée, elle risque de durer des heures ! Si vous n'avez pas avec vous les médicaments que vous a prescrits votre médecin, vous pouvez parvenir à enrayer la crise en respirant pendant 2 à 3 min dans un sac en papier.

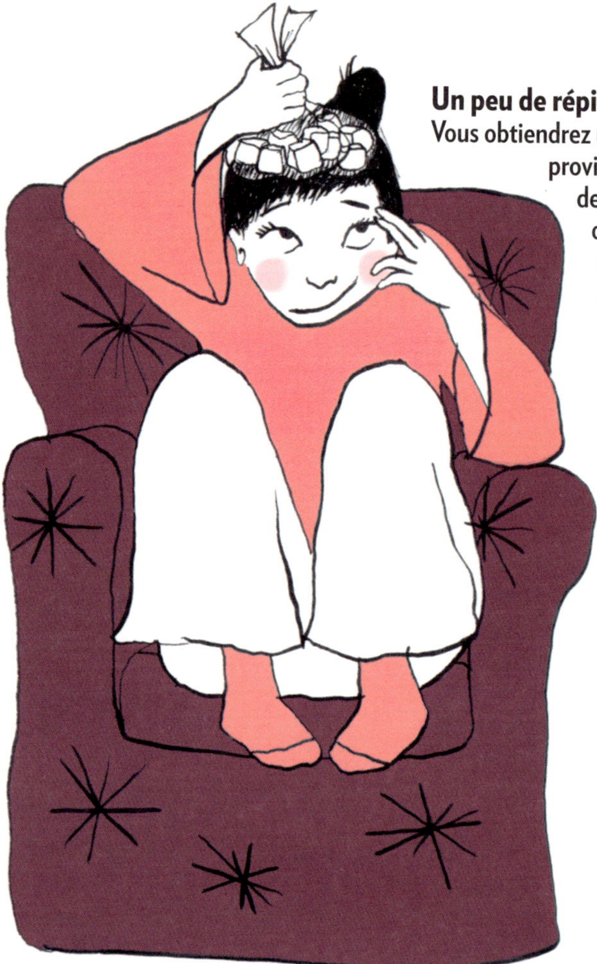

Un peu de répit
Vous obtiendrez un soulagement provisoire en vous mettant des sacs de glace sur la tête ou en appuyant sur l'artère gonflée près de la tempe, du côté de la migraine.

Tuer la névralgie dans l'œuf

Appliquez sur la zone endolorie un œuf dur chaud.

ARTHRITE

Glace anesthésiante

Si vous souffrez d'arthrite aux genoux, mettez des cubes de glace dans 3 petits sacs de plastique et fermez-les hermétiquement. Posez un sac sur le genou, deux dessous, laissez-les en place de 15 à 20 min. Recommencez plusieurs fois par jour.

Du caoutchouc à portée de main

Si l'arthrite vous empêche de tenir un stylo, enfoncez-le dans une petite balle de caoutchouc. Ou mettez du ruban adhésif tout autour jusqu'à ce qu'il soit assez gros pour être saisi facilement.

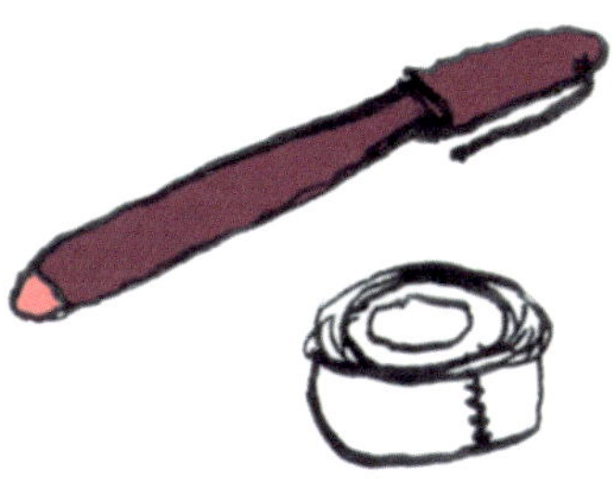

RHUMATISMES

Douleur rhumatismale

Appliquez régulièrement la préparation suivante : faites macérer 10 g de fleurs de camomille dans 20 cl d'huile de cuisine chauffée à 50 °C. Mélangez régulièrement, pendant 2 h environ. Versez dans un récipient hermétique et conservez au frais et à l'ombre.

YEUX

Sous la paupière inférieure...

Irriguez doucement avec de l'eau stérilisée ou sous le robinet : penchez la tête et faites couler l'eau à partir du coin interne de l'œil vers le coin externe. Après l'élimination du corps étranger, une irritation minime persistera. Si le corps étranger reste en place, ne tentez plus rien et consultez un médecin le plus rapidement possible.

Larmes bienfaitrices

Aussi petit soit-il, un corps étranger est irritant pour l'œil. Ne frottez pas, les larmes se chargeront de faire partir cet intrus.

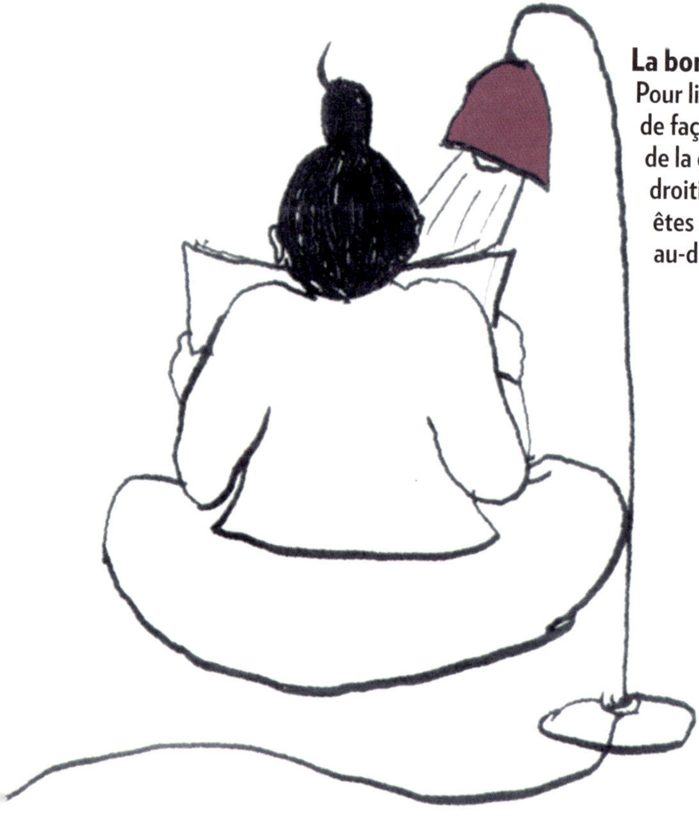

La bonne position

Pour lire ou écrire, placez-vous de façon que la lumière vienne de la gauche si vous êtes droitier, de la droite si vous êtes gaucher, en passant au-dessus de votre épaule.

La carotte pour mieux voir
Vous améliorerez votre vision de jour comme de nuit en buvant régulièrement des tisanes de graines de carotte. Faites bouillir pendant quelques minutes les graines de carotte dans de l'eau. Filtrez à travers une passoire fine. Faites également une grande consommation de carottes au quotidien.

À la paupière supérieure
Soulevez la paupière du bout des doigts et prélevez délicatement le corps étranger avec un petit morceau de coton stérile humide.

Décongestionnant
Après une journée de travail devant votre écran d'ordinateur, vos yeux sont rouges et gonflés. Mettez 2 sachets à la camomille, même utilisés, au réfrigérateur. Humectez-les puis laissez-les sur vos paupières pendant 15 min.

Casse-lunettes
En Bretagne, les bleuets sont familièrement surnommés casse-lunettes, car les bienfaits de l'infusion de ces jolies fleurs en lotion ou en compresse sur les yeux fatigués y sont connus depuis le Moyen Âge. Il faut environ 40 g de fleurs pour 1 litre d'eau bouillante.

Orgelet
Appliquez des compresses humides et chaudes plusieurs fois par jour afin de faire mûrir l'orgelet, puis pressez très doucement pour en extraire le contenu. S'il persiste pendant plusieurs semaines, consultez un médecin.

Conjonctivite irritante
Si votre conjonctivite est due à une irritation d'origine chimique, procurez-vous des larmes artificielles chez le pharmacien.

Conjonctivite allergique
Si vous avez l'impression d'avoir du sable sous les paupières, la conjonctivite est plutôt allergique qu'infectieuse. Appliquez des compresses froides pour soulager les démangeaisons et, dans la mesure du possible, évitez l'allergène que vous suspectez.

Brûlure oculaire
Fermez les yeux immédiatement et demandez qu'on vous applique sur l'œil une compresse humide et de préférence stérile (à défaut, utilisez un mouchoir propre). Fixez la compresse avec du sparadrap et consultez tout de suite un médecin.

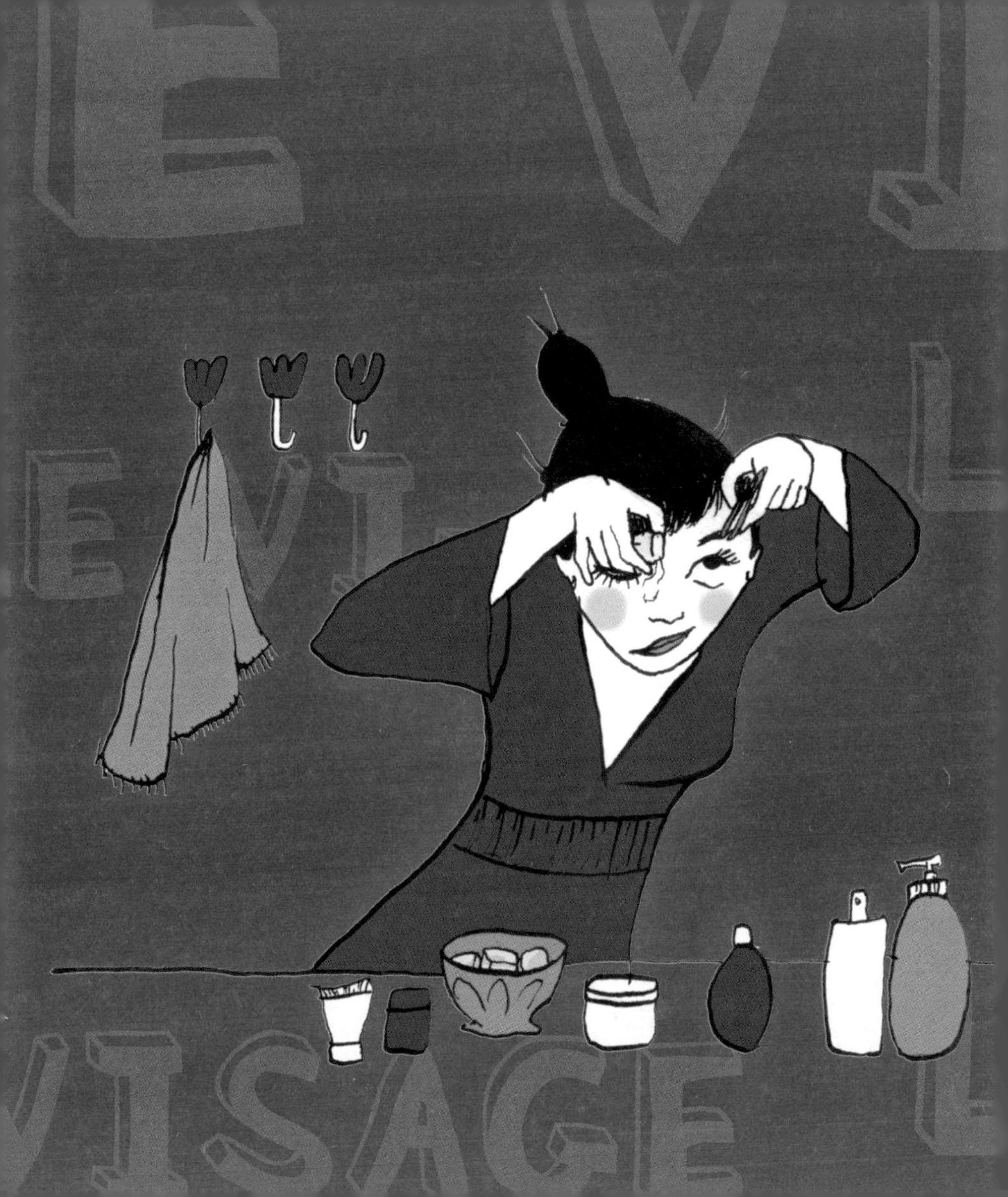
VISAGE

LE VISAGE

DÉMAQUILLAGE

Démaquillage propre
Pour ne pas étaler le mascara en l'enlevant, mettez un mouchoir en papier autour d'un de vos doigts et tenez-le sous vos cils pendant que vous les démaquillez de l'autre main.

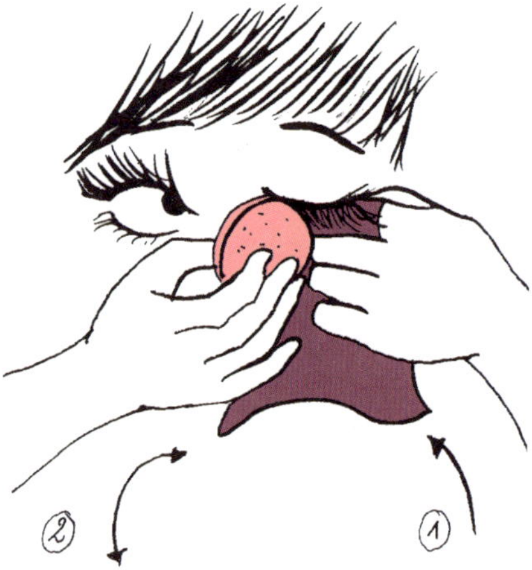

Prendre soin de son visage

***Retirez votre maquillage** avec du yaourt nature, puis essuyez-vous le visage avec un disque de coton.*

***Sur votre éponge** à démaquiller, posez un peu de dentifrice puis frottez-vous doucement les lèvres. Rincez à l'eau tiède. Vos lèvres seront très fraîches.*

***Pour vous démaquiller** tout en fortifiant vos cils, utilisez des produits naturels. Sur votre coton démaquillant, mettez, à parts égales, un peu d'huile de ricin et un peu d'huile d'amandes douces. Appliquez ensuite en prenant soin d'aller de la base des cils vers la pointe. Le maquillage part ainsi parfaitement, et l'huile de ricin nourrit et renforce les cils.*

***Imbibez un coton d'huile** d'olive purifiée, tamponnez délicatement le pourtour des yeux, puis essuyez sans frotter.*

***Mélangez soigneusement** 1 volume de jus de citron ou d'orange, 1 volume de vaseline et 1 volume d'huile d'amandes douces. Vous pourrez utiliser cette préparation, fraîche et vivifiante, comme un démaquillant classique.*

LÈVRES HYDRATÉES

La vitamine A pour adoucir

Si vous avez des petites gerçures, les lèvres sèches et un peu fendillées, soumettez-les au traitement suivant : mettez un peu de pommade à la vitamine A sur une brosse à dents à poils souples (que vous réserverez à cet usage) et frottez doucement vos lèvres, qui deviendront douces et nettes.

Baume hydratant

Mélangez 1 cuillerée à café de miel, 1 cuillerée à café d'eau de mauve ou de bleuet, 10 gouttes d'huile d'amandes douces et 10 gouttes de jus de concombre puis appliquez sur les lèvres en massant légèrement. Ce baume rendra vos lèvres bien douces et vous évitera les gerçures. Vous pouvez conserver ce baume pendant 2 ou 3 jours au frais.

Du miel contre le froid

En hiver, l'un des meilleurs produits contre les lèvres gercées est tout simplement le miel. Étalez une mince couche de miel sur vos lèvres, frottez doucement et essayez de le conserver le plus longtemps possible.

Le yaourt contre les gerçures

Si vos lèvres sont abîmées, préparez-vous une crème réparatrice. Versez dans 1 yaourt nature quelques gouttes de jus de citron. Mélangez. Appliquez-vous cette crème sur les lèvres et laissez reposer 45 min environ. Rincez à l'eau tiède.

YEUX

Décongestionner ses yeux

Après des pleurs, les yeux sont souvent congestionnés. Mouillez-vous les yeux successivement avec de l'eau chaude puis de l'eau froide. Vous pouvez aussi vous appliquer des compresses de thé sur les yeux.

Atténuer les pattes-d'oie

Si vous voyez apparaître des rides autour de vos yeux, agissez sans tarder. Utilisez une crème spéciale contour des yeux, que vous appliquerez en légers mouvements circulaires de l'extérieur vers l'intérieur de l'œil, sans tirer sur la peau.

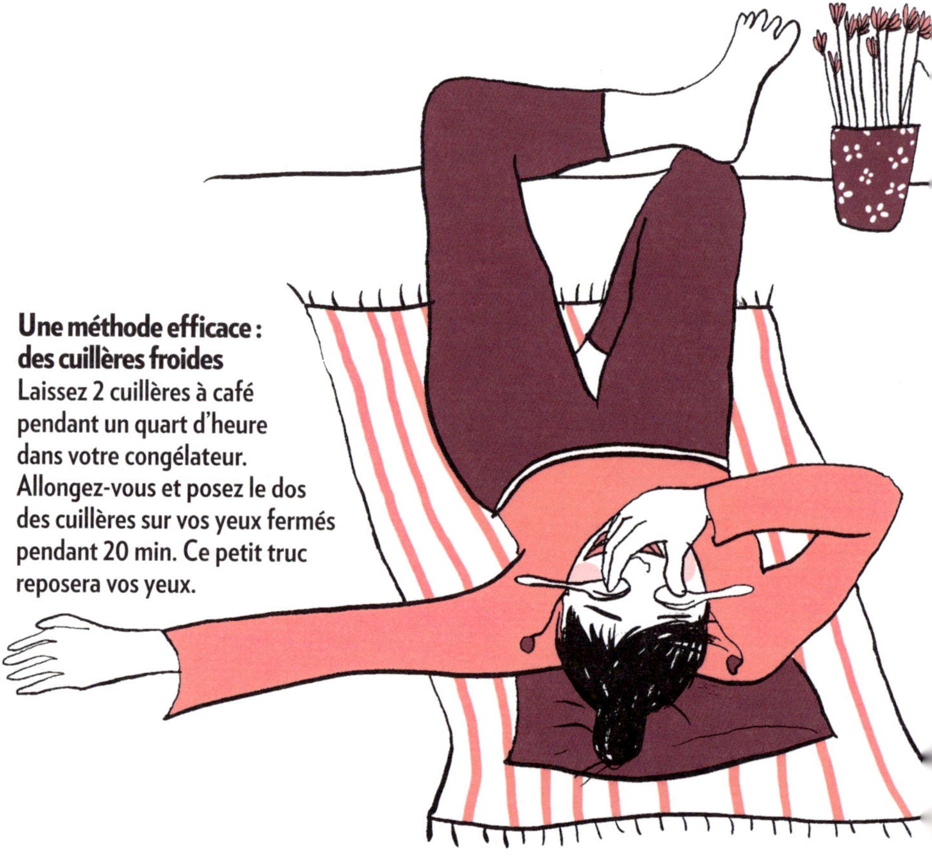

Une méthode efficace : des cuillères froides

Laissez 2 cuillères à café pendant un quart d'heure dans votre congélateur. Allongez-vous et posez le dos des cuillères sur vos yeux fermés pendant 20 min. Ce petit truc reposera vos yeux.

Éliminer une poussière dans l'œil

Épluchez, coupez un oignon et laissez couler vos larmes jusqu'à ce que la poussière soit entraînée avec elles.

ACNÉ

Des pensées pour purifier

Pour atténuer l'acné, préparez cette décoction à base de pensées sauvages. Réduisez quelques pensées en poudre jusqu'à en obtenir 1 cuillerée à soupe. Faites macérer cette poudre dans 50 cl d'eau bouillie. Une fois tiède, filtrez-la et, à l'aide d'un vaporisateur, pulvérisez-la sur votre visage. Essuyez-vous avec une serviette-éponge.

Du lait pour désinfecter

Mélangez 3 cuillerées à soupe de lait à 10 gouttes d'alcool camphré et tamponnez doucement les parties de votre visage touchées par l'acné. Rincez ensuite avec un mélange de 1 verre d'eau de rose et 1 cuillerée à soupe de teinture de benjoin, puis laissez sécher. Cette lotion désinfectante reste très douce pour la peau tout en luttant contre l'acné.

TRAITS TIRÉS

Savoir utiliser le fard à joues

Appliquez un soupçon de fard à joues compact ou de fard « bonne mine » pour souligner le contour de votre visage, le menton et le front. Uniformisez avec une éponge humide.

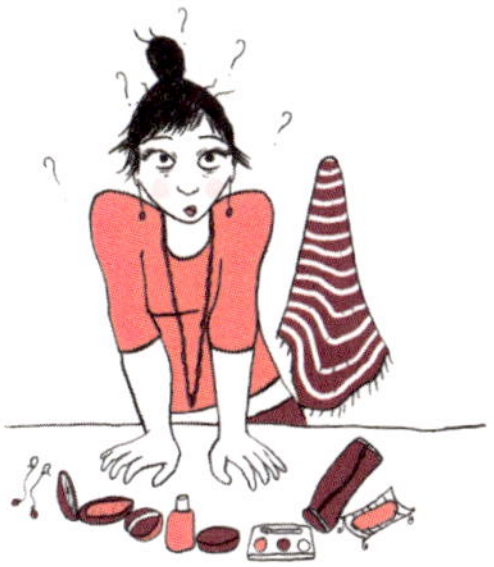

Cacher les petits boutons

***Tamponnez un bouton** disgracieux plusieurs fois par jour avec du jus de citron.*

***Un truc pour dissimuler** un bouton unique : utilisez un peu d'ombre à paupières verte pour neutraliser la rougeur, puis recouvrez avec du fond de teint.*

***Contre les traces de boutons** mal cicatrisés sur le visage, préparez-vous ce masque réparateur. Mélangez bien 2 cuillerées à café de crème de lanoline et 1 cuillerée à café d'huile d'amandes douces. Gardez pendant 7 ou 8 min sur le visage en évitant le pourtour des yeux. Ôtez avec du papier absorbant et nettoyez avec de l'eau de rose.*

***Si vous avez tendance** à avoir des petits boutons qui s'infectent, appliquez dessus un glaçon, le bouton mûrira plus rapidement et vous pourrez l'extraire sans infection.*

RASAGE

Apaiser le feu du rasoir

Appliquez toujours une lotion après-rasage que vous pouvez confectionner vous-même : versez 5 gouttes de teinture de benjoin dans un flacon d'eau d'hamamélis de 25 cl. Ajoutez pour parfumer 10 gouttes d'essence de citron, 8 d'essence de basilic et 1 d'essence de sauge.

Le thé pour stopper les saignements

Pour empêcher une coupure due au rasage de saigner, appliquez dessus un sachet de thé imbibé d'eau froide et appuyez pendant quelques secondes, ou appliquez du sel d'alun vendu sous forme de bâtonnet.

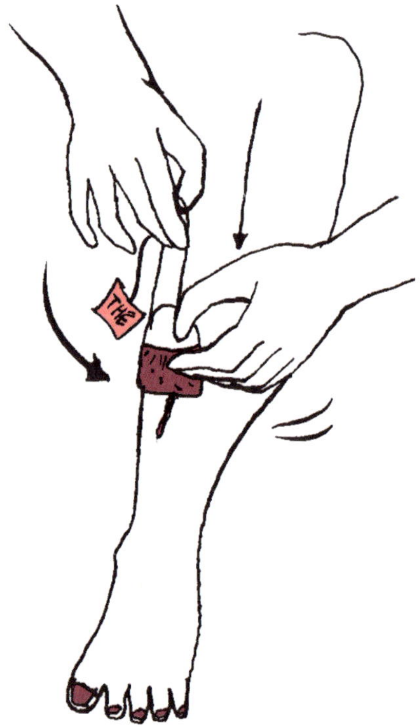

Cacher une petite coupure

Si vous vous entaillez la peau en vous rasant, appliquez un petit morceau de papier-toilette ou de papier à cigarette sur la coupure et appuyez pendant 8 min. La blessure n'enflera pas et passera inaperçue.

NETTOYER LA PEAU

Décoction de fenouil

Rien de tel que le fenouil pour nettoyer et adoucir la peau. Coupez 1 pied de fenouil, hachez-le et faites-le macérer dans 1 litre d'eau pendant une nuit. Le lendemain, faites bouillir la décoction et utilisez-la pour un sauna facial : penchez-vous au-dessus du récipient fumant, une serviette sur la tête, pendant 15 min. Rincez-vous ensuite le visage à l'eau fraîche.

Tissu tout doux

La peau du visage est très délicate. Ne l'essuyez pas n'importe comment. Utilisez une serviette fine et douce que vous réserverez à cet usage. Les anciens langes de bébé en tissu sont parfaits. Ne frottez pas mais tapotez toujours du cou vers le front.

À bas les cellules mortes

Pour débarrasser la peau de ses impuretés et enlever les cellules mortes, il existe des peelings doux à faire une fois par semaine en moyenne. Pour un nettoyage plus profond, vous pouvez appliquer ensuite une lotion composée d'un jus de citron auquel on ajoute le tiers de lait. Tamponnez-vous-en le visage en évitant les yeux. Attendez 10 min, rincez abondamment à l'eau tiède, puis appliquez votre crème hydratante.

Bain de vapeur : un indémodable

Pour un nettoyage profond, le bain de vapeur reste le moyen le plus simple et le plus efficace, quel que soit votre type de peau. Prenez un saladier assez grand, remplissez-le d'eau bouillante et ajoutez-y une grosse pincée de tilleul. Penchez-vous au-dessus du saladier et mettez-vous sur la tête une serviette-éponge pour enfermer complètement le visage et concentrer l'effet de la vapeur. Le temps d'exposition n'est pas fixe. Il sera suffisant quand vous sentirez la sueur ruisseler. Séchez-vous le visage en le tamponnant.

Il faut que ça mousse
Pour nettoyer votre peau à fond, essayez le traitement suivant. Remplissez votre lavabo d'eau tiède ; plongez votre savon facial dans l'eau et frottez-le contre la peau de votre visage. Faites bien mousser le savon et massez votre épiderme avec cette mousse. Rincez une dizaine de fois à l'eau savonneuse, puis une dizaine de fois à l'eau claire. Terminez par plusieurs aspersions d'eau froide. Épongez avec une serviette propre.

Visage purifié
À 1 litre d'eau bouillante, ajoutez le jus de 1/2 citron et 2 cuillerées à soupe de thym ou de menthe séchés. Placez votre visage au-dessus de la vapeur à 30 cm du bol pendant 15 min. Rincez ensuite à l'eau très froide.

Halte aux points noirs

Battez le blanc *de 1 œuf en neige, ajoutez 1 cuillerée à soupe de farine de maïs. Appliquez 15 min sur le visage. Pour enlever le masque, frottez la peau avec un linge fin ou du coton. Rincez à l'eau fraîche et terminez en tamponnant la peau avec un coton imbibé d'eau florale camphrée.*

Épluchez 1 coing *et mettez de côté les pelures et les pépins. Faites-les bouillir dans 50 cl d'eau minérale pendant 10 min. Laissez refroidir, filtrez et ajoutez 500 mg d'acide salicylique (vendu en pharmacie). Mettez en flacon. Cette eau astringente traite les points noirs.*

Pour assainir votre peau *et désincruster les points noirs, préparez le masque suivant : mélangez 2 cuillerées à soupe d'argile et 2 cuillerées à soupe de lait. Ajoutez 20 gouttes d'huile de noisette. Appliquez le masque pendant 20 min. Nettoyez bien à l'eau tiède, puis tamponnez le visage avec de l'eau froide.*

LES MASQUES

Bain et masque : un duo d'enfer
Appliquez votre masque juste avant de vous glisser dans le bain. La chaleur et l'humidité le feront mieux pénétrer dans l'épiderme et faciliteront son action.

La pomme revitalisante

Pelez 1 pomme et passez-la au mixeur. Ajoutez 10 gouttes de jus de citron et 20 gouttes d'huile d'amandes douces. Appliquez sur le visage et le cou, et gardez pendant 20 min. Rincez à l'eau fraîche, puis tamponnez avec un coton imbibé d'eau de rose. Ce masque convient parfaitement aux épidermes fins et secs qu'il rééquilibre par des éléments adoucissants.

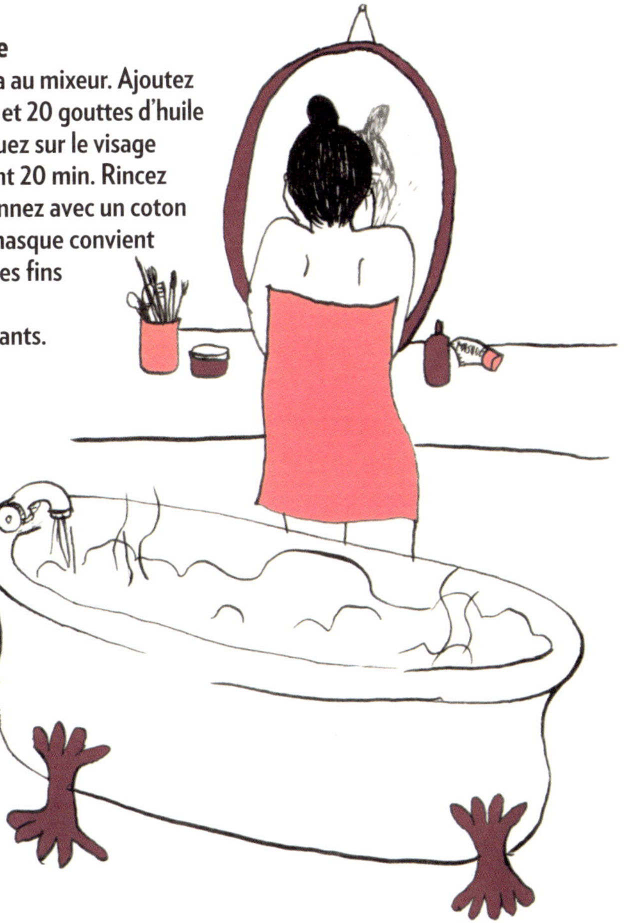

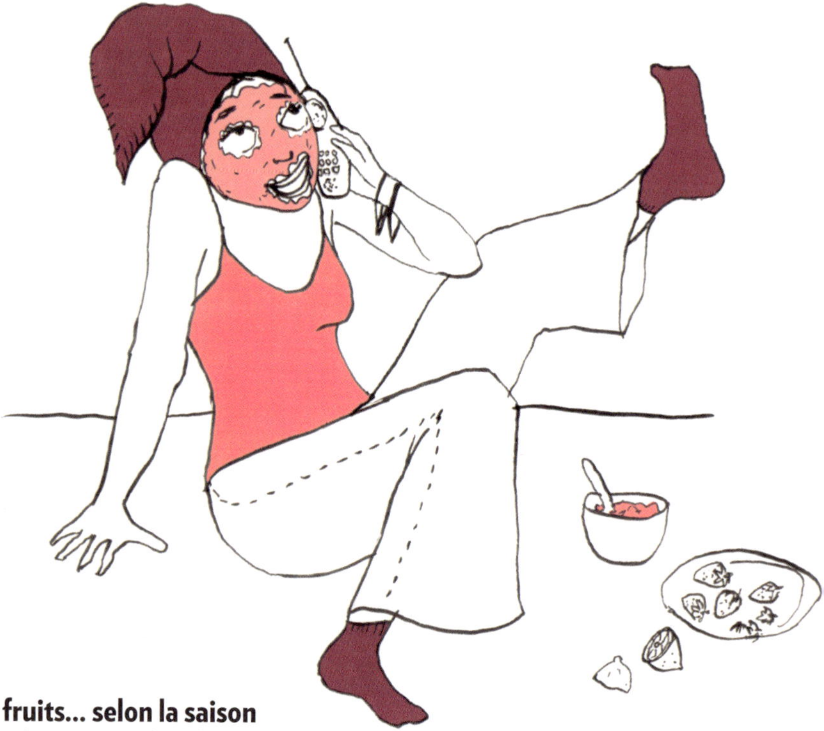

Les fruits… selon la saison

Ils ont la propriété de débarrasser la peau de ses impuretés et d'adoucir l'épiderme. Écrasez 1 ou 2 grosses fraises (ou bien 1/2 pêche) au mixeur électrique. Ajoutez ensuite 1 cuillerée à café de jus de citron. Appliquez ce masque sur votre visage à l'aide d'une mousseline après vous être protégé la chevelure d'une serviette pour éviter l'écoulement. Conservez le masque de 15 à 20 min. Ôtez avec de l'eau tiède et nettoyez-vous le visage avec un coton imbibé d'eau de rose.

Tonique facial

Étalez une couche épaisse de yaourt nature sur votre visage. Laissez agir pendant 15 min puis enlevez ce masque avec de l'eau chaude.

Masque astringent

Si vos pores sont très dilatés et que votre masque habituel ne fait plus vraiment d'effet à cause de l'accoutumance de la peau aux produits, vous pouvez, en alternance, utiliser ce masque simple et naturel. Battez le blanc de 1 œuf en neige. Ajoutez 1/3 du jaune, 20 gouttes de jus de citron et mélangez doucement pour ne pas faire tomber l'émulsion. Appliquez ce masque sur votre visage en évitant bien le contour des yeux. Laissez sécher pendant 15 min, puis ôtez-le avec de l'eau tiède.

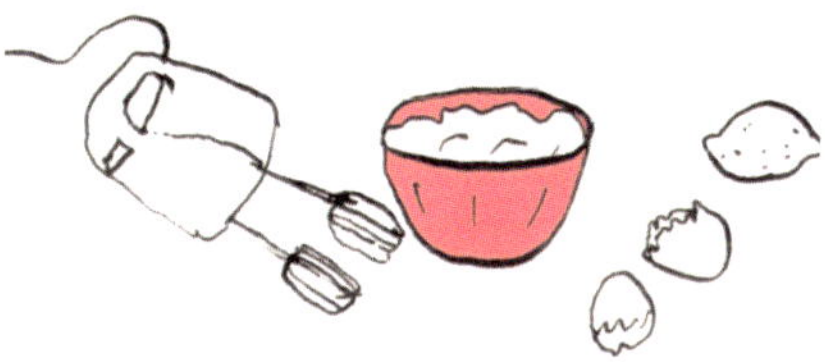

Nourrir son visage aux œufs

Battez 2 jaunes d'œufs avec quelques cuillerées d'huile et un peu d'eau. Appliquez ce mélange sur votre visage avec un coton et conservez-le pendant 10 min au moins avant de rincer. S'il vous en reste, mettez cette mayonnaise de beauté au réfrigérateur, et vous pourrez la réutiliser le lendemain.

L'œuf, c'est incontournable

Voici la recette du masque à l'œuf qui permet d'adoucir et d'hydrater votre peau. Dans un petit bol, battez 1 œuf, puis incorporez peu à peu 10 cl d'huile de noix de coco et 1 cuillerée à soupe de miel, en battant bien jusqu'à obtenir la consistance d'une mayonnaise. Disposez un rouleau de papier-toilette vide dans un bol, bien droit, et remplissez-le avec le mélange. Laissez-le au congélateur pendant toute une nuit. Au moment de l'utilisation, retirez une partie du carton et appliquez le bâton glacé sur votre visage, en frottant doucement. Au bout de 5 à 10 min, rincez à l'eau chaude. Après utilisation, recouvrez la partie du bâton exposée avec un morceau de plastique et remettez au congélateur.

Exclusivement pour les paupières

Mélangez 1 cuillerée à café de farine de germe de blé diluée dans 1/2 verre d'eau de rose avec 1/2 cuillerée à café d'huile d'amandes douces. Faites pénétrer par légers tapotements. Relaxez-vous totalement de 12 à 15 min, jambes et pieds surélevés. Essuyez soigneusement avec du coton à démaquiller, puis posez du coton imbibé d'eau de fleur de bleuet sur vos paupières.

La banane contre les peaux sèches

Écrasez 1 banane et ajoutez-y 1 cuillerée à soupe de miel. Laissez pendant 15 min sur votre visage et rincez à l'eau tiède.

La fraise : pas seulement en dessert

La pulpe de fraises fraîches est un excellent astringent naturel pour les peaux à tendance grasse. Pour vous fabriquer un masque de beauté, écrasez (ou passez au mixeur) 1 poignée de fraises, ajoutez 1/2 yaourt nature et 1 cuillerée à soupe de poudre d'amandes. Étalez cette crème sur votre visage en résistant à l'envie d'en manger et conservez-la au moins pendant 15 min avant de vous rincer.

Les abricots pour les peaux normales

Pour des peaux normales, préparez un masque à base d'abricots : mixez des abricots avec 1 cuillerée de crème fraîche, appliquez puis conservez ce masque pendant 20 min environ. L'abricot est doux, sucré, moelleux et surtout antioxydant, et riche en carotène. Rincez à l'eau claire.

HYDRATER

Bien choisir sa crème...

Après avoir nettoyé la peau de votre visage, appliquez une crème hydratante. L'efficacité d'une crème est en général de 10 h. Si vous sentez que votre peau est sèche avant la fin de la journée, passez un coton imbibé de tonique et remettez de la crème hydratante. Au besoin, adoptez une crème plus nourrissante.

... selon les saisons

N'utilisez pas la même crème toute l'année. L'hiver, votre peau réclame une crème plus riche, car elle est exposée à un environnement plus sec : froid vif à l'extérieur, chauffage excessif à l'intérieur. L'été, une émulsion hydratante plus légère convient mieux.

ROUGEURS ET IRRITATIONS DU VISAGE

Pensez à l'avoine

Vous pouvez faire une pâte avec de la farine d'avoine et de l'eau. Laissez pendant 10 min sur votre visage, puis rincez à l'eau tiède.

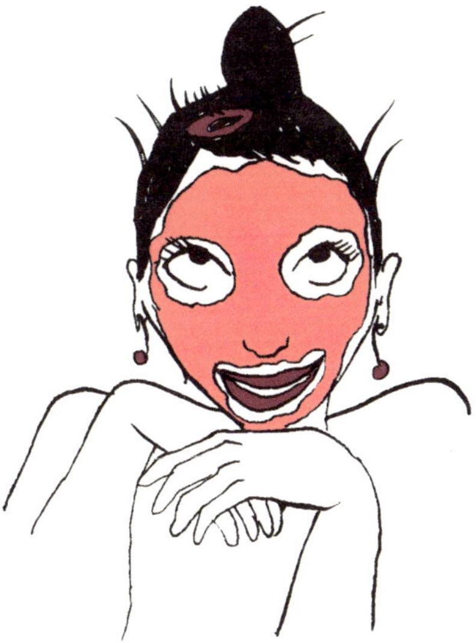

Un remède de grand-mère toujours d'actualité

Mélangez 7 g de pâte d'amandes, 20 cl d'eau de fleur d'oranger, 20 cl d'eau de rose et 1 petite cuillerée à café de teinture de benjoin puis mettez votre préparation en flacon. Vous obtiendrez une lotion délicieusement parfumée dont se servaient nos grand-mères le soir pour se nettoyer le visage et faire disparaître les dartres et autres petites irritations.

ÉCLAIRCIR LE TEINT

Penser aux fleurs de sureau

Les fleurs de sureau, qui apparaissent à la fin du printemps, sont douces pour la peau et éclaircissent le teint lorsqu'on les utilise quotidiennement. Préparez une infusion (25 g de fleurs fraîches pour 1 bol d'eau bouillante). Prélevez-en 5 cuillerées à soupe que vous mélangerez à 5 cuillerées à soupe d'eau de rose et à 5 cuillerées à soupe d'eau d'hamamélis. Vous pouvez ajouter 1/2 cuillerée de benjoin pour parfumer et tonifier.

RAJEUNIR

Huile rajeunissante

Faites macérer pendant 15 jours 20 baies d'églantier, 3 boutons de bigaradier, 3 cônes de houblon dans 1 verre d'huile d'olive, puis filtrez. Ajoutez 4 capsules de vitamines E. Appliquez cette huile de rajeunissement le soir en massant légèrement votre visage.
Conservez pendant 20 min et épongez avec un Kleenex.

SOIN DES PEAUX GRASSES

Le sel toujours efficace

Remplissez un vaporisateur d'eau tiède additionnée de 1 cuillerée à café de sel, puis vaporisez-vous le visage et tamponnez avec une serviette.

Masque à l'argile

Mélangez 3 cuillerées à soupe d'argile à 3 cuillerées à soupe d'eau.
Étalez ce masque sur votre visage, laissez agir pendant 20 min, puis rincez à l'eau tiède.

Lotion au vinaigre

En guise de lotion astringente, mélangez du vinaigre de cidre et du jus de citron avec un peu d'eau fraîche et aspergez-vous-en le visage. Épongez avec du coton hydrophile. En été, faites congeler la solution dans un bac à glaçons et passez-vous un glaçon sur le visage lorsque vous avez chaud.

Mousse aux œufs et au citron

Pour les peaux grasses, voici une recette qui a le mérite de ne pas nécessiter d'ingrédients trop extravagants, tout en restant très efficace. Cassez 1 œuf et séparez le blanc du jaune, en prenant soin de conserver un tiers du jaune.
Battez le blanc en neige, jusqu'à ce qu'il ne coule plus de son plat. Ajoutez le jaune d'œuf conservé, ainsi qu'une vingtaine de gouttes de jus de citron. Mélangez le tout lentement afin de ne pas casser les blancs. Appliquez la mousse obtenue sur l'ensemble du visage, en évitant simplement le contour des yeux – l'acidité du citron dans l'œil n'est pas très agréable.
Laissez sécher pendant 15 min puis rincez-vous le visage à l'eau tiède.
L'effet astringent du citron referme les pores de la peau, et diminue par là même la production de sébum.

Un grand classique, le concombre

Préférez un masque à base de concombres. Épluchez 1 concombre, découpez-le en fines lamelles, que vous laisserez sur votre visage pendant 20 min. Riche en vitamines B2 et PP, le concombre calme, rafraîchit et rééquilibre la peau.

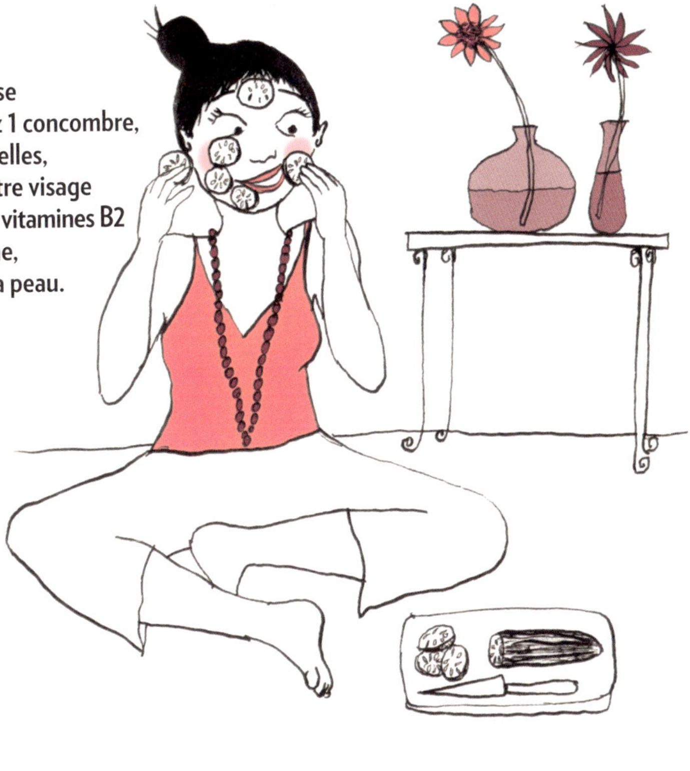

SOIN DES PEAUX SÈCHES

Lotion à l'œuf

Battez 1 œuf entier et ajoutez-y 1 noisette de crème de lanoline. Appliquez sur tout le visage et le cou puis laissez sécher pendant 15 min. Lavez votre visage à l'eau tiède, puis à l'eau fraîche. Passez ensuite un coton imbibé d'eau de rose.

Masque à l'avoine

Préparez un masque en remplissant un bol de flocons d'avoine. Versez-y 1 cuillerée à soupe d'huile d'amandes douces et 4 gouttes d'huile essentielle de rose. Ajoutez un peu d'eau et mélangez. Appliquez le masque sur votre visage, conservez-le pendant 10 min puis rincez à l'eau minérale.

Masque à l'huile d'amandes douces

Si vous avez la peau sèche, mélangez à parts égales de la levure de bière fraîche avec de l'huile d'amandes douces. Appliquez ce masque sur votre visage avec un coton. Laissez agir pendant 15 min en vous reposant, puis rincez.

Préparation à la tomate

Épluchez 1 tomate fraîche, découpez-la en fines lamelles, que vous laisserez sur votre visage pendant 20 min. Votre peau sera rafraîchie.

Masque aux amandes

Écrasez 1/2 tasse de poudre d'amandes dans du lait. Appliquez en évitant le contour des yeux. Enlevez au bout de 15 min avec des mouchoirs en papier et rincez à l'eau tiède.

Jaune d'œuf et lait pour une peau souple

Battez 1 jaune d'œuf très frais avec 1 cuillerée à soupe de lait écrémé et 1 cuillerée à café de miel liquide. Appliquez ce masque en évitant le contour des yeux. Attendez 15 min, puis rincez. Votre peau sera redevenue souple.

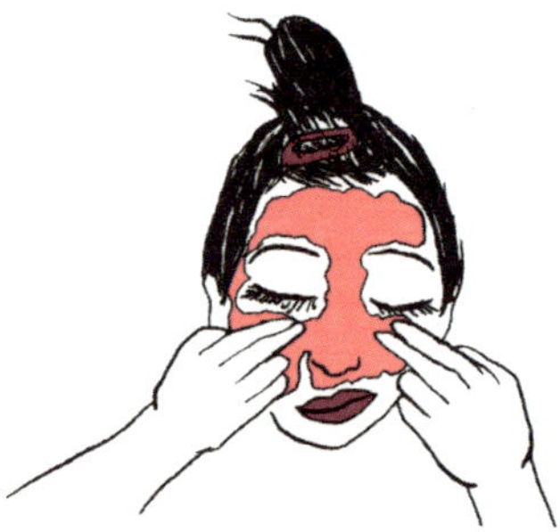

CONNAÎTRE SA PEAU

Le bon test

Si vous souhaitez connaître la nature de votre peau, voici un moyen pour le savoir. Prenez un carré de papier de soie et appliquez-le sur les différentes zones de votre visage. Si le papier reste propre, votre peau est sèche et déshydratée ; s'il reste une trace transparente sur le papier, votre peau est grasse ; si le papier reste net sauf sur le front, les ailes du nez et le menton où le papier devient transparent, votre peau est mixte.

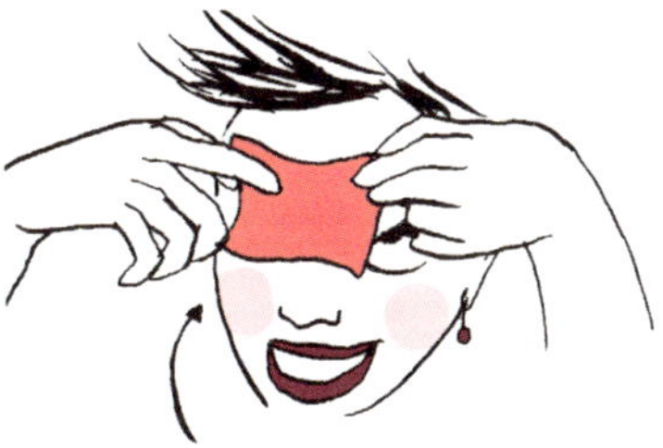

Contre les rides

Appliquez-vous 1 blanc d'œuf *battu sur le visage et conservez-le pendant 10 min, puis rincez. Votre visage paraîtra plus lisse pendant quelques heures.*

Appliquez des compresses *d'hamamélis sur les rides du front et conservez-les pendant 5 min chaque jour.*

Pour assouplir votre peau *et lutter contre l'apparition des rides, faites infuser du cerfeuil et utilisez-le en lotion. Faites bouillir 1 litre d'eau, ajoutez 2 poignées de cerfeuil haché et laissez infuser pendant 30 min. Laissez refroidir et appliquez cette lotion quotidiennement. Elle se conserve au réfrigérateur de 4 à 5 jours et est également efficace pour les peaux grasses et contre l'acné.*

MAQUILLAGE

Le bon poudrage

Pour vous poudrer, prenez un tampon de coton que vous imprégnerez de poudre et tapotez tout le visage sans craindre d'en mettre trop. Passez ensuite un gros pinceau de martre ou en poils synthétiques pour enlever le surplus et uniformiser.

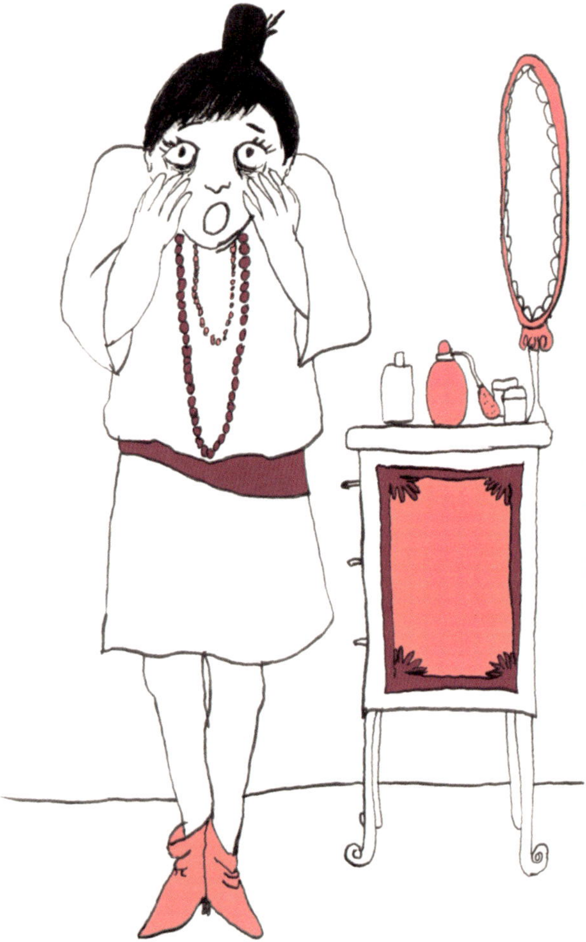

Vous avez l'air d'un cachet d'aspirine ?

Ajoutez 1 goutte de fard à joues liquide dans votre fond de teint, vous aurez l'air d'une rose, et votre visage s'illuminera.

La bonne taille

Les crayons pour les yeux sont difficiles à tailler. Pour éviter que la mine ne s'écrase, laissez votre crayon pendant quelques heures au réfrigérateur. Il sera prêt pour la taille.

Bonne tenue

Le froid raffermit la peau et assure au maquillage une meilleure tenue. Avant de vous maquiller, passez-vous donc un glaçon sur le visage, ou, si le froid est trop intense, arrosez-le avec une eau très fraîche. En plus de vous réveiller, ce geste assurera une bonne tenue de votre maquillage pour le reste de la journée.

Les bons outils du petit maquillage

Double brosse cils et sourcils. *Un côté pour allonger les cils, l'autre pour lisser les sourcils.*

Applicateur mousse. *Pour estomper le fard à paupières et répartir la couleur uniformément.*

Pinceau à lèvres. *En forme de biseau pour dessiner le contour des lèvres avec précision.*

Pinceau à paupières. *Pour poser le fard et donner du relief aux paupières.*

Pinceau à maquillage. *Pour appliquer uniformément le fard « bonne mine » ou unifier la poudre.*

Un fond de teint pour vous

Si vous voulez utiliser un fond de teint qui vous paraît trop foncé, achetez un égaliseur de teint blanc et mélangez un peu de ce blanc avec votre fond de teint dans le creux de votre main avant de l'appliquer. Vous obtiendrez la couleur souhaitée en ajoutant un peu plus de blanc ou au contraire un peu plus de fond de teint.

Rouge longue tenue

Pour que votre rouge tienne longtemps, pensez d'abord à tracer le contour de vos lèvres avec un crayon de la même nuance. Appliquez une première couche, si possible au pinceau, qui fait un tracé net et permet de remplir les petits sillons verticaux des lèvres. Ensuite, pincez vos lèvres sur un mouchoir en papier et passez un nuage de poudre, puis appliquez une seconde couche de rouge.

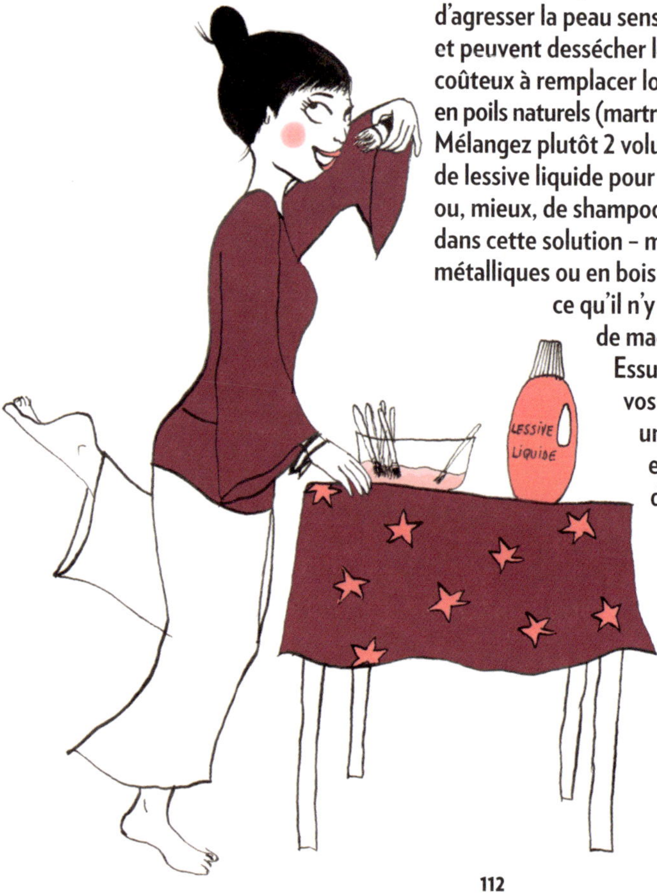

Nettoyez pinceaux et brosses à maquillage une fois par semaine

Évitez d'employer les détergents ordinaires : des résidus de produits chimiques risquent d'agresser la peau sensible de votre visage et peuvent dessécher les poils des pinceaux – coûteux à remplacer lorsqu'il s'agit de modèles en poils naturels (martre, zibeline, chèvre, blaireau). Mélangez plutôt 2 volumes d'eau et 1 volume de lessive liquide pour lainages et textiles délicats ou, mieux, de shampooing doux. Plongez les poils dans cette solution – mais pas les parties métalliques ou en bois –, puis rincez jusqu'à ce qu'il n'y ait plus de traces de maquillage ni de lessive. Essuyez délicatement vos pinceaux avec une serviette de toilette, et toujours dans le sens du poil.

Obtenir la bonne épaisseur

Si votre fond de teint est trop épais ou trop gras, ajoutez-y un peu d'émulsion hydratante ; effectuez le mélange dans le creux de votre main et non directement dans le flacon avant d'appliquer le fond de teint.

Ne gaspillez pas

Ne jetez pas vos vieux tubes de rouge à lèvres : il en reste toujours un peu dans le fond. Récupérez les reliquats de quatre ou cinq tubes et faites-les fondre au bain-marie. Une fois fondus, versez le liquide obtenu dans un tube vide et laissez le tout au réfrigérateur pendant une journée. Le lendemain, vous avez un tube neuf ! N'hésitez pas à mélanger plusieurs couleurs pour obtenir des tons originaux.

Éviter que le rouge à lèvres bave

Pour empêcher le rouge à lèvres de baver, dessinez les contours de votre bouche avec un crayon à lèvres rouge, puis appliquez le rouge à l'intérieur de cette ligne. Il existe aussi des bases à appliquer avant le rouge, qui lui permettent de mieux tenir.

Le bon soulignement

Si vous soulignez le contour de vos yeux avec de l'eye-liner, déposez-le par petits points plutôt qu'en une ligne continue ; l'effet est plus naturel.

Rouge à lèvres cassé

Si votre rouge à lèvres s'est cassé en deux, faites ramollir les deux morceaux cassés à la flamme d'un briquet ou d'une allumette, rapprochez-les et lissez les bords avec une allumette. Placez alors le bâton de rouge au réfrigérateur pour qu'il durcisse.

Face à la lumière

Si vous devez être exposée à un éclairage fluorescent qui détruit les teintes roses et accentue les jaunes, appliquez un peu plus de fard à joues et utilisez un rouge à lèvres plus appuyé.

Un rouge à lèvres qui tient

Pour faire tenir le rouge à lèvres, poudrez-vous d'abord les lèvres, posez du rouge, poudrez à nouveau, terminez par une seconde couche de rouge. Enlevez l'excès de poudre avec un mouchoir en papier.

Un maquillage qui tient

Passez-vous un glaçon sur le visage lorsque vous avez terminé votre maquillage, il tiendra beaucoup plus longtemps.

SOURCILS

Pour éviter tout désordre

Pour discipliner des sourcils rebelles, utilisez un peu de mousse ou de gel à mise en plis. N'oubliez jamais de vous brosser les sourcils.

Un entretien quotidien

Brossez-vous chaque jour les sourcils avec une petite brosse spéciale ou avec une brosse à dents douce. Un soupçon de vaseline leur donnera du brillant et du corps. Un petit coup de laque sur la brosse les disciplinera.

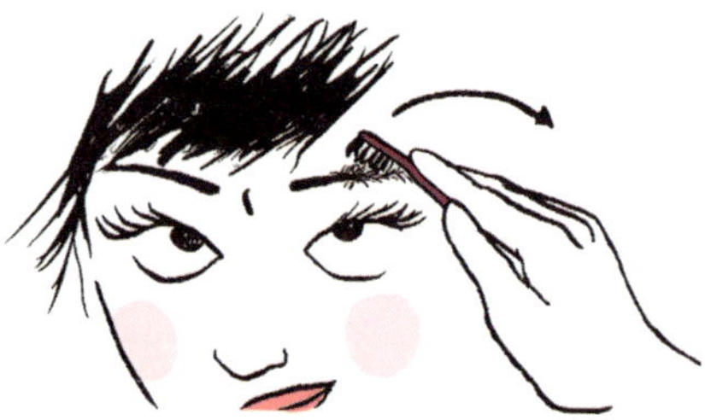

Les sourcils du père Noël

Tout se doit d'être parfait quand vous vous déguisez en père Noël : le moindre détail peut vous trahir auprès des enfants, et ce sera le cas si vous conservez la couleur de vos sourcils. Pour les blanchir de manière réversible, il suffit de les enduire de beurre ramolli puis de les saupoudrer de farine.

Éviter les cernes sous les yeux

***Pour dissimuler les poches** sous vos yeux, appliquez de la crème anticernes sous les cernes (et non dessus, ce qui les soulignerait) et étalez-la du bout des doigts.*

***Passez une crème** pour les yeux sur les rides de la patte-d'oie, à l'angle externe de l'œil. Puis ouvrez grands les yeux et pressez 1 min avec le gras du pouce. Recommencez chaque jour.*

***Pour atténuer les cernes,** préparez un thé fort ; laissez-le refroidir puis versez quelques gouttes sur deux cotons que vous appliquerez ensuite en compresses sur les yeux. Laissez agir pendant 15 min.*

***Lorsque les cernes** ne sont que passagers, appliquez des compresses (très essorées) d'eau salée à peine tiède, ou mieux, froide. Après 5 min, vos yeux auront dégonflé.*

***Pour reposer vos yeux** et vos paupières, faites des applications matin et soir de rondelles de pomme de terre fraîche.*

CILS

De la vaseline pour fortifier

Mélangez 15 cl d'huile de vaseline, 10 cl d'huile de ricin, 1 cuillerée à café de rhum et enduisez-vous les cils tous les soirs avec ce mélange. Il fera pousser vos cils et les épaissira.

BOUCHE

Une bonne haleine

Pour avoir une bonne haleine, il faut penser à se nettoyer la langue. Il vous suffit d'utiliser votre brosse à dents : nettoyez-la après vous être brossé les dents dans un produit à gargarismes puis frottez-vous la langue du fond vers les incisives.

Dentifrices naturels

La prêle et la sauge en poudre sont d'excellents dentifrices. En outre, la prêle, très riche en silice, fortifie les gencives sensibles et stoppe les petits saignements. Il vous suffit de mouiller votre brosse à dents et de la tremper dans la poudre. Vous trouverez de la prêle ou de la sauge pulvérisées chez les herboristes.

Soigner les gerçures des lèvres

Vous n'avez plus de baume à lèvres ? Appliquez-vous un morceau de pulpe de banane sur les lèvres, elle soignera vos gerçures.

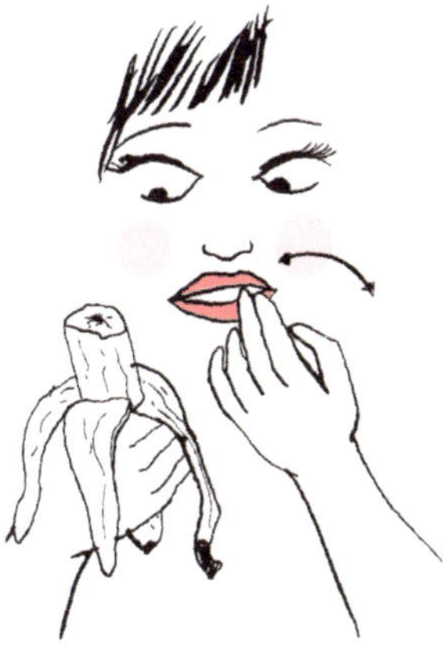

Panne de dentifrice
Lavez-vous les dents au savon de Marseille : ça a un goût atroce… mais c'est efficace.

Des dents plus blanches

Votre dentition peut avoir *une forte tendance au jaunissement. Deux ou trois fois par semaine, brossez-vous les dents au bicarbonate de soude, en en saupoudrant légèrement votre brosse. Non seulement votre sourire retrouvera sa blancheur, mais vous aurez, en plus, neutralisé les dépôts bactériens.*

Mâchez, chaque jour, *quelques feuilles de pourpier (mauvaises herbes que l'on trouve dans les jardins), elles rendront vos dents plus blanches.*

À condition de ne pas s'en servir *trop souvent, car à la longue elle abîme les dents, l'eau oxygénée à 10 volumes sur une brosse à dents permet de blanchir les dents des fumeurs et des grands buveurs de thé ou de café.*

Plus les gencives sont rouges *et plus les dents paraissent blanches. Jouez sur cet effet de trompe-l'œil en utilisant un dentifrice à pâte rouge. Le brossage rosit légèrement les gencives de façon absolument inoffensive.*

Préparez une pâte avec de l'argile *verte et de l'eau. Mettez cette pâte sur votre brosse à dents et lavez-vous les dents normalement. Non seulement vos dents seront plus blanches, mais, en plus, l'argile verte rafraîchit l'haleine.*

ÉPILATION

Petit duvet peu gracieux
Pour cacher le petit duvet qui se trouve sur la lèvre supérieure, passez, deux fois par jour, un coton imbibé de jus de citron. Cela vous fera patienter jusqu'à votre prochain rendez-vous chez l'esthéticienne.

Épilation facile
Avant de vous épiler les sourcils, tamponnez-les avec une serviette imbibée d'eau chaude : les racines des poils sortiront ainsi plus facilement.

Épilation sans douleur

Pour vous épiler les sourcils sans douleur, faites des applications locales de glace jusqu'à ce que le froid vous soit insupportable. La peau sera « anesthésiée », et vous ne sentirez pratiquement plus le pincement.

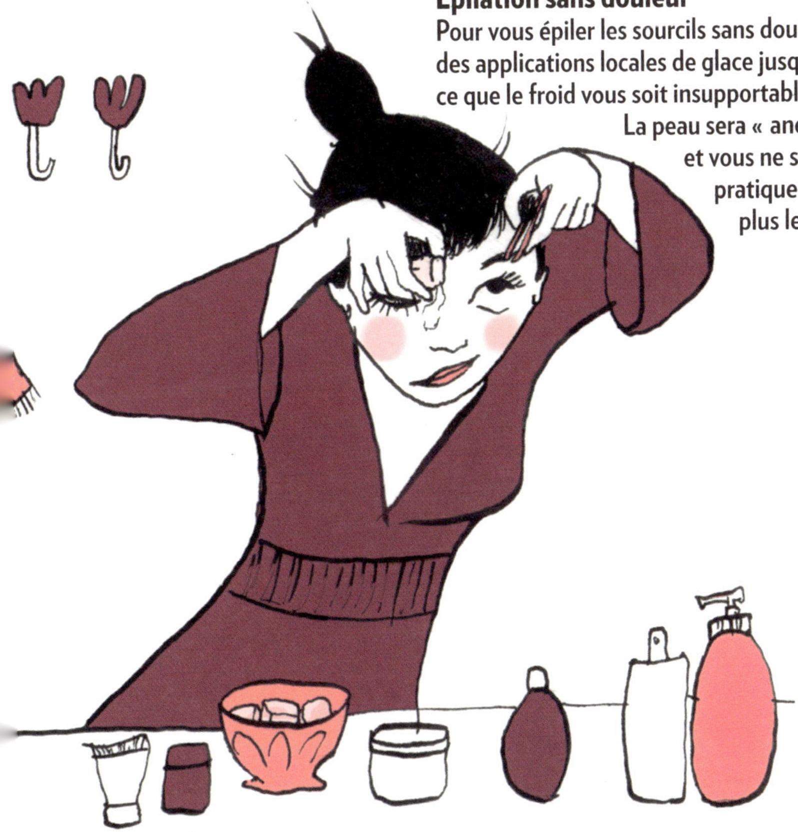

A

B

D

E

L

M

R

T

V

Y

Mes trucs & astuces beauté
Publié par Sélection du Reader's Digest

Achevé d'imprimer : février 2011
Dépôt légal en France : mars 2011
Dépôt légal en Belgique : D-2011-0621-74

Imprimé en Espagne
Printed in Spain